有效医患沟通

池宇翔 编著

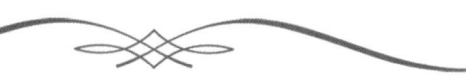

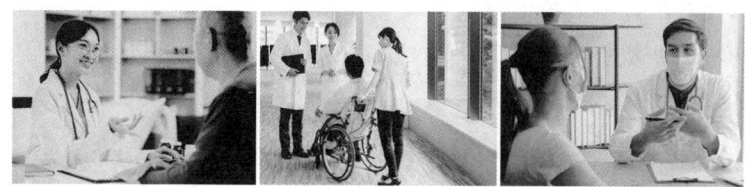

图书在版编目(CIP)数据

有效医患沟通/池宇翔编著.--重庆:西南大学出版社,2025.5.--ISBN 978-7-5697-2929-0

Ⅰ.R197.323.4

中国国家版本馆CIP数据核字第20257HJ185号

有效医患沟通
YOUXIAO YIHUAN GOUTONG

池宇翔　编著

责任编辑: 杨景罡
责任校对: 熊家艳
书籍设计: 起源
排　　版: 陈智慧
出版发行: 西南大学出版社(原西南师范大学出版社)
　　　　　地址:重庆市北碚区天生路2号
　　　　　邮编:400715
印　　刷: 重庆三达广告印务装潢有限公司
成品尺寸: 185 mm×260 mm
印　　张: 12.5
字　　数: 239千字
版　　次: 2025年5月　第1版
印　　次: 2025年5月　第1次印刷
书　　号: ISBN 978-7-5697-2929-0
定　　价: 65.00元

我国很多医院高层管理者都想方设法建设质量效益型医院,已是大势所趋。作为医院战略业务单元的临床科室,无疑需要紧跟时代步伐创新管理。这套品牌科室管理丛书,很大程度上能够帮助科室主任、护士长从医学专家成长为管理专家,是值得品读的作品!

桂克全
健康界总编辑,《解密华西》《申康维新》作者

在医院经营管理面临政策变革、行业激荡的今天,每位管理者都在殚精竭虑地思索符合医学科学属性、医院发展规律的资源整合、效率提升,都致力于推动医院从优秀走向优胜。品牌科室管理丛书成功地将理论体系与管理实践有机结合,是池宇翔老师行胜于言医院经营管理思想的精华呈现。从丛书中体会智慧,从交流中探索出路,与各位医管同行共同奋进!

倪书华
南京同仁医院总经理、管理学博士

台湾的医疗改革从20世纪70年代开始,借由区域医疗网络规划及医院评鉴的推动,再加上全民健康保险的实施,使得医院管理逐步实施了以病人为中心的管理系统。大陆的地域更广、医院更多,要想成功实现医疗改革,必须深入进行医院管理研究,找到适合大多数医院的管理模式。品牌科室管理丛书提倡从科室开始管理变革,降低医疗改革的难度和阻力,为大陆医改打开了一扇窗户!

陈进堂
中国台湾健康产业平衡计分卡管理协会创会理事长、《医疗平衡计分卡》作者

他序
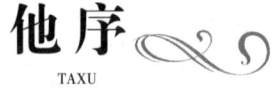

　　池宇翔教授，幼以拯救黎庶为志，苦读医籍，勤思笃行，扎根骨科，兢兢业业，闻鸡即起，达旦无休，挽万千痛患于即倒，为患家与同行之共赏，终有小成。

　　然医者熙熙，患者攘攘，深感日久担重，手握屠龙之刃，遍尝回天之无力，终悟先贤鲁迅之感慨，国人病不在身而在心。

　　痛定思痛，弃万千宠爱于不顾，奋而离职，苦思当下医患离心之桎梏，欲解顽疾于根本。以科学之法，见微知著，将医患之矛盾纵横条理，引古喻今，师夷长技，誓以彻底解决医患矛盾为余生之念。天道酬勤，终有所悟，且心无藏私，尽注笔端，望对天下医者有所裨益，不求尽善尽美，唯愿无愧于心。

　　吾与池君神交旷久，今拜读其文，深有所得，望与诸君共赏。

陈　伟

首都医科大学附属北京口腔医院　党委副书记、纪委书记

自序
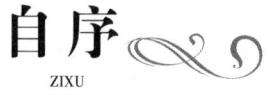

突破现有医疗体制，推行医院管理变革
——后半生就做这件事

20世纪70年代末我国开始实行改革开放，医疗行业被推向市场，到了90年代末，医患矛盾和医疗纠纷不断凸显。2009年我国实施新医改，数年时间过去了，国家出台了许多医改政策，每年投入数以千亿的资金，而医改的成效并不明显。民众对医院和医务人员的不满好像没有明显改善，医院员工的抱怨似乎没有明显减少。

新医改的问题到底出在哪里？这是政府、医疗从业者和广大老百姓都非常关心的问题。我作为一名医院管理的研究者和践行者，也从未停止思考这个问题。不同省市、不同级别、不同类型医院的问题的解决方法应该是不同的。

近年,我在研究我国医院该如何借鉴部分国家和地区已有的医院管理变革经验时,发现医疗行业的改革不但要进行医疗体制的改革,还要进行医院管理的变革。从国际和国内医改的经验来看,医疗体制的改革是一个漫长而艰难的过程,而医院管理的变革是可以突破现有的医疗体制而得以实现的。

新医改的目标是解决老百姓"看病难、看病贵"的问题,其实与世界上其他国家和地区医院相比较,我国医院"看病难、看病贵"只是一种表面现象。在我国的区县医院和乡镇卫生院看病难吗?我国的中小医院门诊诊疗费和住院手术费贵吗?我国医院目前存在的最大问题,其实是医疗偏离了正确的方向和原有的本质,绝大多数医院更多地是以经济效益为中心和以治疗疾病为中心,而没有真正地以病人为中心和以健康为中心。医疗的本质应该回归到"治好病、当人看、服务好",不但要实现生理—心理—社会医学模式,还应该有让民众不生病或者少生病的健康管理理念。

近年我在医院管理研究和实践的过程中,体会到部分国家和地区先进的医院管理理念值得我国的医院借鉴,但由于文化传统和社会环境的较大差异,需要对其他国家和地区的医院管理理论和实践进行一定的改良和转化。2004年,我开始系统地研究著名医院管理专家张中南教授的人本位医疗与美国医疗机构评审国际联合委员会医院评审标准、新加坡医院优质服务体系,以及我国台湾医院经营管理模式等前沿医院管理理论和实践。对国内数十家经营管理成果优异的医院进行案例剖析,并用研究的管理理论在多家医院进行管理实践,认识到一些现代化医院管理理念是能够在我国医院实施和落地的。

医院管理变革千头万绪,从哪些方面开始、从什么时候开始、从哪些群体开始、达到什么样的目标等问题需要深入地研究和详细地规划。我从事医院管理和医院管理研究十余年,知道在医院的组织结构中有一个相对独立的经营管理战略业务单元—临床科室。为了降低医院管理变革的难度和阻力,医院管理变革可以从每一个临床科室开始,通过科室试点推广到全院,以科室局部的改变来推动医院系统的改变。

科室管理变革的实施,需要科主任和护士长充分发挥管理的重要作用。我国医院的科主任和护士长都是医学专家出身,绝大多数医院选拔科主任和护士长的标准都是技术优先,而非经营管理能力。我国医院要想推动管理变革,将科主任和护士长从医学专家培养成管理专家是一个发展趋势。当科主任和护士长成为卓越的医院管理者后,医院管理变革将会变得比较轻松和顺利。

我通过对美国、新加坡,以及我国台湾地区医院管理变革的研究,发现医院科室管理变革主要从四个方面转变:一是管理模式的转变,从以管理领导意志为中心到以员工参与为中心,真正地实现以员工为中心的科室创新管理;二是医疗模式的转变,从以治疗疾病为中心到以病人健康为中心,真正地实现生理—心理—社会的全人整合医学;三是服务模式的转变,从以医院职能为导向到以患者需求为导向,真正建立医院的优质服务体系;四是医患模式的转变,从医生主导方式到患者参与方式,真正实现有效的人文医患沟通。要让科主任和护士长掌握和运用管理模式、医疗模式、服务模式和医患模式转变的理念和技能,就需要对科主任和护士长进行系统培训和全面辅导。

我曾经无数次在内心问过自己这样两个问题:一是我这辈子可以活到多少岁?二是我活着究竟是为了什么?人的一生其实是非常短暂的,我期望自己能够活到80岁左右,总计大约

3万天时间。仔细一计算自己的人生已经过半,只剩下1.5万天左右的时间。我的后半生到底要做些什么,才能使自己离开这个世界的时候,少留一些遗憾?

要想自己的后半生不留太多的遗憾,首先要尽量让自己保持健康的状态。我开始了合理饮食、适度运动、规律生活和平衡心理,似乎在修炼自己的身体和心灵。然后是多抽时间陪伴家人,父母年事已高,他们陪伴子女的时间在不断地减少。女儿在一天一天地长大,她独立生活的日子在慢慢逼近。而在以后的日子里,陪伴自己最多的是妻子。我要珍惜陪伴父母、妻子、女儿的每一分每一秒。

人生要活得更加精彩,我选择了对事业毕生追求。事业和工作有着本质的区别,工作更像是自己谋生的手段,而事业则是自己的兴趣爱好所在。在公立医院的十余年,我从一名骨科医生、创伤科主任成长为医院副院长。后来从公立医院辞职,到民营医院当院长。现在我成为一名医院管理研究者,专门从事医院管理培训、咨询和辅导工作。我非常热爱目前所从事的事业,而目前这种工作方式也让我有独立的时间和充沛的精力去思考和研究自己想做的事情,真正地将兴趣爱好和事业追求融为一体,甚至到了爱不释手的地步。

我希望通过自己的努力,能够成为培养医院科主任、护士长的专家,践行科室管理模式、医疗模式、服务模式、医患模式的转变。为了推动医院管理的变革,早日实现新医改的目标,真正让我国医院回归医疗的正确方向和原有的本质,我愿意贡献自己的一分力量。

2013年我出版了第一本医院管理著作——《品牌科室:创新经营与职业化管理》。近年在全国各地医院培训和辅导的时候,我时常会听医院院长说,他们把这本书作为必读书籍推荐给科主任、护士长,这让我感到高兴和莫大的欣慰。

随着对医院科室经营管理的深入研究和不断实践,我的团队已经初步形成一套将科主任、护士长从医学专家培养成管理专家的复合型人才培养体系。我准备用两年的时间来完成品牌科室管理丛书的研究和编写工作,并且打算以后每三至五年对丛书进行一次全面的改版,希望丛书未来能够成为全国医院科主任、护士长管理的参考书。

出版的第一本书《科室创新管理》,关注员工共同参与的管理模式。学习我国台湾地区医院科室经营管理理念,主要从医院目前面临困境、医院未来发展趋势、战略管理分析、战略规划制订、学科品牌定位、管理模式改进、财务成果衡量、患者服务营销、医疗质量改善、员工职业发展等方面诠释科室的经营管理。创新的含义是实现以患者为中心的经营理念,实现员工共同参与的管理模式。

出版的第二本书《医院优质服务》,关注患者需求导向的服务模式。借鉴新加坡医院优质服务体系,主要从医院服务的现状、医院优质服务的概述、医院优质服务的策略、医院服务的调研、美化医院服务环境、医院5S现场管理、塑造员工服务行为、员工服务行为规范、改善医院服务流程、医院优质服务管理等方面进行全面的阐述。科室管理变革从最容易改变的事情开始,从最能够见到效果的项目开始,医院优质服务体系的建设是医院管理变革的突破口,分别从医院服务环境、员工服务行为、患者就诊流程等三个方面,由浅入深,逐步推进。

出版的第三本书《全人整合医疗》,关注患者健康的医疗模式。引用美国医院生理—心理—社会医学模式的思路,主要从患者安全目标、完整医疗思维、整体护理模式、全面康复理念等方面阐释全人整合医学的实践。改变传统以治疗疾病为中心的临床思维方式,转变为以患者健康为核心的临床思维方式;颠覆以往只注重医疗技术的临床模式,提倡从医疗、护理、康复三方面保障患者健康。

出版的第四本书《有效医患沟通》,关注医患伙伴合作的沟通模式。沿用欧美国家医院医患沟通的通用课程,主要从医患沟通模式转变、医患沟通核心技能、医患沟通情景演练等三个方面展开讲解和训练。完全模拟医生对患者进行诊断和治疗的临床场景,与患者建立伙伴关系和提供访谈结构贯穿整个医患沟通过程,对医生的提问、倾听、语言、行为和沟通流程都要进行必要的规范和训练,让医生真正掌握有效沟通的技能。

每个人的能力和时间都是有限的,我的后半生就做这件事,努力成为我国医院科主任、护士长的培养专家,从科室创新管理、医院优质服务、全人整合医疗、有效医患沟通等四个方面去完善科主任、护士长的培养体系,为我国的医院管理变革贡献自己微薄的力量。

池宇翔
2024年于重庆

前言

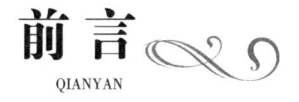

用有效的医患沟通融洽医患伙伴关系

医患沟通主要是指临床医务人员在日常诊疗过程中,与患者及其家属就疾病诊断、治疗、护理、康复、健康及相关事项(如费用、服务等),在患者门诊就诊或住院治疗时进行沟通交流的过程。

医患沟通是否完成和是否有效是两个完全不同的概念。判断医患沟通是否完成比较简单,但医患沟通是否有效的判断则比较困难。有效的医患沟通和无效的医患沟通会带来截然不同的结果,有效的医患沟通可以提高对患者疾病诊断的准确性,提高患者的依从性进而提升治疗效果,同时还可以提升患者满意度和医生满意度,对建立良好的医患关系能起到积极的作用。无效的医患沟通将会造成医患误解、医患分歧、医患矛盾、医患纠纷和医患冲突等严重后果。

过去,我们在医学院校的学习,只学基础医学和临床医学相关的内容,没有医患沟通的课程。如何与患者及其家属进行沟通交流,是从临床实习带教老师那里模仿而来,没有标准和规范。后来,医学院校专门开设了医患沟通的课程,但更多是理论讲授,缺乏模拟训练,到了临床实习和工作时跟着上一代医生又回到了传统医患沟通模式。

现在很多医院的医生将签订"知情同意告知书"等同于医患沟通。所有的患者住院治疗时都要签订"知情同意告知书",而有的医院"知情同意告知书"达数十种之多,似乎将医疗风险告知患者及其家属并让其签字同意后,就可以免除或减少医院和医务人员的责任。医院的"知情同意告知书"有很多的医学专业术语,患者及其家属无法记住和理解,并且大多是格式条款,有点类似于有些行业的霸王条款。

一次偶然的机会,在新华书店买到一本由北大国际医院杨雪松副院长翻译的《医患沟通技巧》(第2版),是由加拿大卡尔加里大学和英国剑桥大学医学教授共同编著,已经在全世界成为医患沟通技巧教学的标准教材。非常巧合的是,这本书提到的提供医患沟通结构和建立伙伴合作关系,开放式提问和封闭式提问,医学会谈的五个基本任务(开始会谈、采集信息、体格检查、解释和计划、结束会谈)等,与我2015年学习的加拿大埃里克森"教练的艺术与科学"课程中的教练对话非常相似,于是我就开始深入研究适合我国医院的有效医患沟通模式。

医患沟通并非像与家人、朋友和同事之间的简单对话,是医患双方围绕着疾病进行的一次次专业的医学会谈。要想做到有效医患沟通,需要医生转变两个方面的理念:

第一是医患模式的转变。从主动—被动型,俗称"家长型"、指导—合作型,俗称"教师型",转变为参与—协作型,俗称"伙伴型"。"主动—被动型"是传统的医患关系模式,普遍存在于现代医学实践中,医生具有绝对的权威,完全掌握了医疗的主动权和决策权,患者则完全被动服从诊断和治疗方案。"指导—合作型"医患模式仍然占主导地位,患者则有条件、有限度地参与。"参与—协作型"是医生听取并尊重患者的想法和意见,医患双方共同制定并积极实施治疗方案。

第二是医学模式的转变。从单纯生物医学模式转变为全人医学模式,医生与患者进行沟通交流时不但要讨论生物医学依据,还要关注患者的主观感受。生物医学依据主要考虑疾病的症状、体征、辅助检查和潜在病理。患者主观感受主要关注患者对疾病的想法、担忧、期望和对生活的影响。生物医学病史采集给医生提供了一种采集并记录病史的明确方法,还提供了一个精心构建的模板,可以得出诊断结论或排除生理疾病,生物医学模式永远是医学模式的基础。全人医学信息采集让医生与患者处于平等的合作伙伴关系,医生将疾病相关的信息与患者分享,得到患者的反馈,并听取更多患者的观点和见解。

有效的医患沟通主要体现在医生和患者及其家属之间的沟通交流,同时还需要护士对患者及其家属进行患者教育,药师对患者及其家属提供药物咨询,还需要康复治疗师、心理咨询师、膳食营养师等其他医务人员与患者及其家属沟通交流。很多时候需要不同专业的医务人员与患者及其家属沟通的内容要有一致性,并且需要相互补充和完善,沟通交流的信息不能不足或者过载。有效的医患沟通可以融洽医患之间的合作伙伴关系,有利于患者疾病的治愈和健康的促进,更有利于医患双方之间的信任。

　　全书的最后还对标准化病人进行简要介绍。标准化病人是模拟病人的一种,主要用于医学院校医患沟通的教学和考核。起源于西方医学院校,我国医学院校在20世纪90年代开始引入,目前很多医学院校都开展这种教学和考核方式,部分地区的执业医师资格考试也开始应用。虽然标准化病人主要用于医学院校的教学和考核,但其实医院也可以采用这种模式对临床医务人员进行培养和训练。

目录

第1章 医患沟通模式转变 ······001
一、医患关系模式变革 ······005
二、生物医学病史采集 ······008
三、全人医学信息采集 ······010
四、卡尔加里-剑桥会谈指南 ······013
五、有效医患沟通 ······020
六、无效医患沟通 ······023

第2章 医患沟通基本技巧 ······027
一、通俗易懂的语言 ······031
二、恰当的提问方式 ······033
三、积极倾听患者讲述 ······038
四、及时澄清与有效确认 ······042

第3章 医患沟通核心技能 ······045
一、建立合作伙伴关系 ······046
二、管理医患沟通过程 ······053

第4章 接待患者 ······059
一、做好沟通准备 ······060
二、建立融洽氛围 ······062
三、确定就诊原因 ······064

第5章　采集信息 ·············· 069
一、患者病史信息 ·············· 071
二、患者主观感受 ·············· 076
三、患者背景信息 ·············· 080

第6章　体格检查与辅助检查 ·············· 089
一、全面的体格检查 ·············· 090
二、必要的辅助检查 ·············· 105

第7章　病情告知与治疗方案 ·············· 107
一、知情同意中存在的问题 ·············· 109
二、病情告知技巧 ·············· 110
三、协商治疗方案 ·············· 118

第8章　结束就诊 ·············· 123
一、总结诊疗方案 ·············· 124
二、确认患者意见 ·············· 126
三、意外情况处理 ·············· 127
四、约定联系事宜 ·············· 128

第9章　护理与患者教育 ·············· 129
一、患者教育的标准 ·············· 130
二、患者教育的程序 ·············· 133

第10章　药师与用药咨询 ·············· 149
一、患者用药咨询目标 ·············· 150
二、了解患者需求喜好 ·············· 156
三、患者用药咨询过程 ·············· 158
四、帮助患者坚持用药 ·············· 163

附件A　医患沟通关键流程 ·············· 169
附件B　标准化病人 ·············· 175
参考文献 ·············· 181

第1章
医患沟通模式转变

自20世纪70年代开始,世界范围内医学观念发生了巨大的变革,医学模式从单纯的"生物医学模式"向"全人医学模式"(即"生理—心理—社会医学模式")转变。世界卫生组织在1978年国际初级卫生保健大会上所发表的《阿拉木图宣言》中重申:健康不仅是没有疾病或不虚弱,而且是身体的、精神的健康和社会适应良好的总称。该宣言指出:健康是基本人权,达到尽可能的健康水平,是世界范围内一项重要的社会性目标。时隔多年后,1989年世界卫生组织又一次深化了健康的概念,认为健康包括躯体健康、心理健康、社会适应良好和道德健康。世界卫生组织对于健康的概念也提倡从"生物医学模式"向"全人医学模式"转变。

世界医学教育联合会的《福冈宣言》提出:所有医生必须学会交流和处理人际关系的技能,缺乏同情应被视为与技术能力不足一样,是无能力的表现。医学博士大卫·托马斯·斯特恩将医生的职业素养概括为:医生的同理心、医生专业间的合作和护士对于团队合作的态度以及医生终身学习的行为3个要素。前两者均涉及沟通、交流和人际关系问题,可见具备与人交往的能力是一名医生的基本素养。

美国的住院医师培训机构是由美国毕业后医学教育资质认证委员会(ACGME)来统管。全美每个住院医师培训机构的培训计划基本类似。培训计划及其实施必须达到美国毕业后医学教育资质认证委员会对住院医师六大核心能力的基本要求,即医学知识、患者关怀、人际交往与沟通能力、医学专业素养、以实践为基础的学习和改进、系统化的行医模式六个方面。

从这里可以看出,美国住院医师培训不仅是教未来主管医生如何行医,而且如何做好患者关怀和如何提高人际交往与沟通能力也占住院医师规范化培训六大核心能力的1/3。同时,即使已经完成住院医师规范化培训的主管医生,也可以根据自己的需要,如行医环境变化后,通过接受医学再教育的方式提高自己处理医患关系的能力。

在我国五年制临床医学本科教育中,目前只有一本专门的教材《医患沟通》来介绍医生和患者之间如何进行沟通交流,并且大部分医学院校上这门课程时都采用理论讲授的方式,而不是模拟训练或角色扮演等,部分任课老师还是没有从事过临床工作的专职教师。医患沟通的教育和训练没有能够与临床实践进行有机结合,医学生临床实习时只能跟着临床带教老师学习"以医生为中心"的医患沟通模式。

我国医学院校的教育从20世纪七八十年代开始也提倡医学模式从单纯的生物医学模式转变为全人医学模式,但是四五十年过去了,我国医院还是以疾病为中心,同时还多以经济利益为导向。以疾病为中心的医疗模式,忽视了人的整体性,将人看成一个个独立的脏器和部位的总和,缺乏对患者心理和社会因素的关注。以经济利益为导向的医疗行为,会膨胀医务人员的趋利性,认为为患者治疗疾病的目的就是获取利益的回报。

近十年来,有关调查资料显示:医患纠纷越来越多,但真正是由医疗事故引起的仅占3%左右,绝大多数医患纠纷源于医患沟通不良或医疗服务不佳。关于医患关系紧张的原因,48%的医生认为医患沟通不良,50%的患者认为缺乏沟通(比如医生看病时间太短)。医患间不能有效地沟通就无法相互理解,医患双方就容易产生对立的情绪。医患沟通不良是生物医学模式和市场经济导向等综合因素影响的结果。

从20世纪90年代末开始,医患纠纷明显增加,近十年医院管理者和医务人员也比较重视知情同意告知,但是很多医院将知情同意告知演变成一种形式,而非有效的医患沟通。住院患者在住院期间,患者及其家属需要阅读和签字十几份甚至几十份医疗文书,给患者及其家属带来的感受是似乎医院想尽一切办法推卸责任。

张先生的妻子在一家妇幼保健院待产,因为胎儿较大无法经阴道分娩,只能行剖宫产手术。门诊医生开具住院证后,张先生赶紧办理住院手续,然后扶着妻子到了产科病房。

产科病房护士站的护士为张先生的妻子办理好住院手续后,立即就拿出住院须知、擅自离院告知书等4张表单让张先生阅读,并告知如果有什么疑问的地方可以提出来,如果没有就让张先生和他的妻子分别签上自己的名字,并在名字上用红色印泥按下手印。

张先生和妻子看到所有的知情告知表单都是格式条款,并且很多内容自己完全不能理解,但他们希望能够早一点进行剖宫产手术,就赶紧签上名字并按下了手印。后来,张先生回忆自己按手印的情形感觉很不是滋味,感觉自己是被迫的。

生物医学模式将患者单纯从生理的角度来看待，把重点放在器官、细胞和微生物水平上的疾病治疗，而较少关注患者的心理感受、情感体验和人际沟通以及影响疾病发生、发展和转归的社会人文因素，已经不适应当前人们日益多样化的健康服务需求。

近年来住院患者满意度已经成为美国医院衡量服务质量的一项非常重要的指标。而且患者对医生和医院的满意度与美国联邦保险机构对医院住院患者的医疗付费也有着直接的关联。

在美国，患者出院后会随机收到住院满意度调查机构的电话调查。他们通常询问患者4个问题：一是住院期间，医生是否对你足够尊重？二是医生是否耐心并认真地听你的倾诉？三是医生是否认真地回答了你的问题？四是医生对你的问题是否解释得清楚？

美国克利夫兰诊所首席患者体验官为了加强医患关系，改善住院患者体验，为医生提出了10个小诀窍。

第一，查房时介绍自己和在场的团队里的每个人，并请患者介绍所有的来访者。

第二，在查房诊治每个患者时，应该坐下来交谈，让患者看出你的诚意和真心，感觉到你关心他们并为他们服务，这种体验能大大地改善患者对你的印象。

第三，感谢患者给你机会诊治他的疾病。

第四，由于没有患者真正愿意住院，所以你可以说一些表示歉意的话，如"很遗憾在这样的场合见到你""很遗憾你在这里住院"。

第五，让患者知道你关心和重视他的病情，而且承诺会把他照顾得非常好。

第六，了解一些可以帮助你诊治患者疾病的背景。

第七，如果你是主管医生，你可以这样说："你在这里会看到许多人，但我是你的主管医生，我会协调你的整个治疗方案，所以，除非我直接告诉你，其他的消息请不要轻信。"

第八，采用复述法，即你先把重要信息解释给患者，然后让患者用自己的话把它说出来。这将给你机会了解患者的理解程度，并了解其理解是否有不准确之处。然后再帮助患者弄清楚不明白的地方。

第九，在适当的时候，你可以触及患者的肩部、手部或腿部，这样可以让患者觉得你更有人情味。

第十，确保你在离开房间前回答了患者的所有问题。通常我们用的是"你还有什么问题吗？""我现在还能为你做点什么吗？"

综上所述,患者可能不关心你究竟知道多少,但至少他们会知道你在真诚地关心他们。良好的医患沟通是临床实践的重要一环,对增加患者的满意度,减少患者的投诉,增强患者对医生的信任,从而主动配合医生进行治疗非常重要。

一、医患关系模式变革

医患关系从狭义上来讲,就是指医生和患者之间的关系。从广义上来讲是指医方(包括医生、护士、医技、药师、行政和后勤等工作人员)和患方(包括患者、家属、单位等)之间的关系。

目前,被医学界广泛认同的医患关系模式是,1956年美国学者萨斯和荷伦德在《内科学成就》上发表的《医患关系的基本模式》一文中基于医患互动、医生与患者的地位、主动性大小把医患关系分为三种基本类型,见表1-1。

表1-1 萨斯-荷伦德医患关系模式

类型	主要特征	医生位置	患者位置	适用范围
主动—被动	医生为患者做什么	主动支配	被动接受	重症、急诊等无意识的患者
指导—合作	医生告诉患者做什么	主动指导	积极合作	重症、急症等有意识的患者
参与—协作	医生协助患者做什么	支持协助	主动参与	慢性疾病、身心疾病的患者

第一类是主动—被动型,俗称"家长型",是传统的医患关系模式,普遍存在于现代医学实践中。其主要特征是医生对患者的单向作用,即"医生为患者做什么"。医疗活动中,医生完全掌握了医疗的主动权、决策权,医生具有绝对的权威,患者则完全被动服从诊断和治疗方案。这种模式的优点是能够充分发挥医生技术的优势,缺点是没有发挥患者的主观能动性,可能会影响治疗效果并为医患纠纷埋下隐患。该模式常用于手术、麻醉等技术,适用于对意识不清、精神障碍、婴幼儿等患者的治疗与照护。

在我国医院比较常见的患者住院须知,也是一种主动—被动型医患沟通模式,大多采用强制和命令的措辞,单方面地告知患者应该做什么或者不能做什么,容易导致患者及其家属反感,甚至激发医患矛盾。

某医院住院须知

1.本院为您提供一般生活用品(包括热水瓶、脸盆、痰盂、口杯等),请不必带过多的物品。

2.为配合饮食治疗,住院期间应进食医院营养食堂的配餐。产后病人,允许家属送餐。

3.为了保持病区整洁、舒适,请不要在病区内吸烟,请勿随地吐痰,不得乱扔果壳,不向阳台外倒水,乱扔垃圾。

4.为了保持病区安静,请您不要高声喧哗,不得在病区内玩牌及进行其他娱乐活动,以免影响他人休息。

5.为了您的安全,请不要随意外出。如需外出,必须向医务人员请假。若擅自外出,一切后果自负。

6.请不要将危险物品和宠物等带进医院。

7.请爱护病房内的一切设施,若有损坏,照价赔偿。

8.为规范医疗秩序,请患者和家属不要擅自进入诊疗场所。

9.由于医院实行住院系统计算机网络化管理,若出现医疗欠费,医生有权停止用药和检查。

10.请妥善保管好自己的财物,若有丢失、损坏,后果自负。

第二类是指导—合作型,俗称"教师型",是目前我国医院最常见的医患关系模式。其主要特征是医生仍然占主导地位,患者有条件、有限度地参与,即"医生告诉患者做什么"。在这种模式下医生是主角,患者是配角,能够较好地发挥医患双方的积极性,提高治疗效果,减少医疗差错,有利于建立信任合作的医患关系。其不足之处在于,一旦患者未达到治疗期望或发生不良并发症,容易导致医患纠纷的发生。该模式常适用于急诊患者和重症患者的治疗和照护。

第三类是参与—协作型,俗称"伙伴型",是一种以平等关系为基础的医患关系模式,医患双方都有共同的诊疗愿望、近似的同等权利。其主要特征是医生听取并尊重患者的想法和意见,医患双方共同制定并积极实施治疗方案,即"医生协助患者做什么"。其优点是关注到患者的生理、心理和社会因素,比较有利于疾病的诊断和治疗,其不足在于对医生的综合能力要求较高,同时患者还需要有一定的学习能力。该模式主要用于慢性疾病、身心疾病和心理疾病等患者的诊断和治疗。

新加坡樟宜医院的患者权利和义务告知，将医患双方处于平等的伙伴关系。首先，告知患者在医院就诊能够享受的权利；然后，告知患者应当尽到的义务。这是参与—协作型的医患沟通模式。

新加坡樟宜医院患者权利和义务

身为樟宜的病人，您拥有的权利：一是，受到有尊严的对待。所有的病人都获得适当及专业的医疗保健，不分年龄、性别、种族、宗教、国籍、地位、肢体残障或智力低下。二是，参与治疗。参与针对您的状况所做的决定和治疗；寻求其他意见。三是，得到您用药情况的明确信息。四是，知道所有医疗保健服务者的姓名和角色。五是，您的医疗记录和隐私受到安全和保密处理。六是，批评和反馈的权利。

您承担的义务：一是，为医院提供您的资料。二是，遵守医生为您制订的医疗计划。三是，尊重医院职员及为他人着想。四是，支付医药费用。

改革开放40多年来，我国经济和社会得到了快速的发展，各行各业都取得了长足进步，医疗行业也不例外，这一点得到了国际社会的认可。然而随着医院规模的不断扩大，医疗技术水平的不断提高，我国的医患关系却日趋紧张。其主要的原因有：一是医院发展偏离了公益性的轨道，过度追求经济利益；二是医疗模式不能满足患者的需求，医疗模式还停留在单纯的生物医学模式；三是医患关系模式不能满足患者需求，医患关系模式主要还是以医院和医务人员为中心。

随着社会的发展和进步，患者在医院就诊和住院治疗时，权利意识和主观需求也在不断提高。慢性疾病已成为威胁我国民众健康的主要因素，互联网的快速发展让广大民众获取信息的途径增多和数量增加。患者在医院就诊和住院治疗之前，可能就已经了解和掌握了很多自己疾病的相关信息，甚至在某些情况下比医务人员还更了解自己的病情。

越来越多的患者从"依从性"极好的"乖宝宝"，变成了"学习型患者"，变成了经常挑战医生专家地位的"坏孩子"。所以在社会发展和患者需求明显变化的背景下，医疗模式应从生物医学模式转变为全人医学模式，医患关系模式也应从主动—被动型、指导—合作型转变为参与—协作型，医患关系模式的转变也将直接导致医患沟通模式的转变。

我国的临床医务人员比较注重对医疗技术的钻研，却忽视了患者需求的变化，不重视与患者沟通交流能力的提升和改进，这必然导致医患矛盾不断加深。与此同时，我国医疗体制尚未理顺、基层医疗水平比较薄弱、医疗保险制度仍需完善,医患关系变得比较紧张。

在美国,医生必须遵循"以患者为中心"的医疗服务原则。每位医生在入职时,医院都会发一本小册子,里面包含12条医患沟通清单,指导医生如何与患者进行交流。

早在20世纪70年代,美国"以患者为中心"医学研究所就提出了医患沟通的4项基本原则,即维护患者尊严、与患者共享医疗信息、鼓励并支持患者及其家属参与治疗以及虚心接受患者的意见。

2004年,一位名叫萨利的患儿母亲,根据自己孩子的就诊经历,提出了更为细致的医患沟通改善建议,并在报纸上发表,引起了医学界的广泛重视。随后,在美国医学家伯威克的倡导下,美国各大医院逐渐形成了现在的清单:进入候诊室或病房前先敲门;与患者及其家属进行眼神接触;详细地进行自我介绍;解释每项检查的过程与目的;严格遵守感染控制条例;保持愉悦的语气并微笑;询问如何称呼患者;询问如何称呼患者家属;详细介绍诊疗计划;倾听患者及其家属的意见;重视患者提出的问题;保持良好的接诊态度。

二、生物医学病史采集

生物医学模式的病史采集方法在临床实践中的应用已经深入人心,因此广大医务人员很容易认为这是正确的病史采集方法。患者疾病的症状往往是医生关注的焦点,而对患者的生病过程(比如心理和社会因素等)却很少了解。医生在进行病史采集时,更多的是关注一般项目、主诉、现病史、既往史、系统回顾、个人史、家族史,以及询问有关功能等,并形成了病史采集的一套系列方法。

生物医学模式是建立在生理学、生物化学、微生物学、病理学、免疫学、遗传学等生物学科的基础上,反映病因、宿主与自然环境之间变化规律的医学观和方法论。生物医学模式认为每一种疾病都必然并且可以在器官、细胞或分子上找到可以测量的形态学或化学改变,都可以确定出生物的或现代的特定原因,都应该能够找到治疗手段。

几百年来,生物医学模式为人类的健康做出了巨大的贡献,它以严谨缜密的科学实证思维方式和医学行为,战胜和控制了人类疾病谱中的大多数疾病。正是因为生物医学模式的实践运用,才使疾病谱和死亡谱发生了改变,才使心脑血管疾病、恶性肿瘤、呼吸系统疾病等凸显出来。所以,从此意义上看,生物医学模式将永远是医学模式的基础。

传统的生物医学病史采集方法最大的优势是用科学的方法对待患者。毫无疑问,对疾病潜在原因进行分类的方法,为后来医学的发展铺平了道路。生物医学模式第一次真正使精确的临床诊断成为可能,并且使病理学家为临床医生的诊断技能提供反馈,提供了一种共同的语言来统一"医学方法"。

传统的生物医学病史采集方法也给医生提供了一种采集并记录病史的明确方法,还提供了一种精心构建的模板,可以得出诊断或者排除生理疾病。生物医学病史采集方法将一个非常复杂的过程简单化并统一起来,避免遗漏关键点,并且能够将从患者那里得到的资料用一种标准化的形式表现。

生物医学病史采集模板

一般项目包括:姓名、性别、年龄、籍贯、出生地、民族、婚姻、家庭地址、电话号码、工作单位、职业、入院日期、记录日期、病史陈述者及可靠程度。

主诉为患者感受最主要的痛苦或最明显的症状或(和)体征,也就是本次就诊最主要的原因及持续时间。确切的主诉可以初步反映病情的轻重与缓急,并提供对某系统疾患的诊断线索。

现病史是病史中的主体部分,它记述患者患病后的全过程,即发生、发展、演变和诊治经过。可按以下内容和程序询问:发病情况与患病的时间、主要症状的特点、病因与诱因、病情的发展与演变、伴随症状、诊治经过、病程中的一般情况等。

既往史包括患者既往健康状况和过去曾经患过的疾病(包括各种传染病)、外伤、手术、预防注射、输血、过敏等,特别是与目前所患疾病有密切关系的情况。

系统回顾由一系列直接提问组成,是最后一遍收集病史资料,避免问诊过程中患者或医生忽视或遗漏内容。包括呼吸系统、循环系统、消化系统、泌尿系统、造血系统、内分泌及代谢系统、神经精神系统和肌肉骨骼系统。

个人史主要包括社会经历、职业及工作条件、习惯与嗜好以及有无冶游史等。

婚姻史包括未婚、已婚或离婚、结婚年龄、配偶健康状况、性生活、夫妻关系等。

月经史与生育史包括月经初潮的年龄、月经周期和经期天数,经血的量和颜色,经期症状,有无痛经与白带,末次月经日期,闭经日期,绝经年龄。

妊娠与生育次数,人工或自然流产次数,有无死产、手术产、围产期感染、计划生育、避孕措施等。男性患者是否患过影响生育的疾病。

家族史包括询问父母与兄弟、姐妹及子女的健康与疾病情况,特别应询问他们是否患有与患者同样的疾病。对已死亡的直系亲属要询问死因与年龄。

传统的生物医学病史采集方法的优势正好是其缺陷所在。由于以潜在的病理来诊断疾病需要具有客观性,因此生物医学病史采集方法越来越专注于人体机能失常的器官和部位,而且这一关注过程甚至细化到细胞乃至现在的分子水平。但是这种客观性使医生很容易忽视患者是一个有机的整体,疾病发生的原因不但有生理因素,还有心理、社会和环境等因素。医生更关心的是患者器官的功能,而患者的想法、担忧和期望却被搁置在一边。

这种方法的出发点不去理解疾病对患者的意义,也没有把疾病放入患者的生活和家庭中去考虑。患者的信仰、焦虑和烦恼等主观问题,并不是生物医学模式所要解决的问题。生物医学模式所要解决的问题是那些可以测量的客观事物,而患者的感受、思想和担忧等无法量化的主观内容不在其考虑范畴。

三、全人医学信息采集

加拿大西安大略大学(现名韦仕敦大学)的麦克温尼和他的同事提出一种"转型的临床方法"(即全人医学信息采集)来替代生物医学病史采集。这种方法要求医生在了解患者疾病的同时也要理解患者的情感,因此也被称为"以患者为中心"的医学访谈,以区别于"以医生为中心"的医学访谈。

"以医生为中心"的医学访谈是目前医患沟通较常见的访谈方式。它是基于医生了解疾病重要于了解患者主观感受的观点,患者在访谈中处于劣势地位的一种医患沟通方式。在这种医学访谈中,医生一般仅从病理学角度向患者说明疾病问题,即以陈述和告知为主的沟通形式。

"以患者为中心"的医学访谈则鼓励医生在访谈中同时考虑自己和患者的想法。在这种医学访谈模式下,医生与患者处于平等地位,医生将疾病的相关信息与患者分享,得到患者的反馈,并获取更多患者的观点和见解。只有通过这样平等的沟通交流,医生才能真正了解患者的想法,从而寻找解决问题的方法。

曾经有一位患者左肩锁关节Ⅱ度脱位,医生建议患者进行手术治疗,以免发生肩关节功能活动障碍。而患者担心手术疼痛,不愿意手术治疗。医生解释可以采取术后镇痛等方法来避免手术疼痛的问题。但是患者还是不愿意进行手术治疗,只愿意采取保守治疗。

事后,患者的家属与患者进行深入的沟通才了解到:医生告知患者,如果不进行手术治疗,患侧肩部会出现局部畸形,并且肩关节上举时可能会导致疼痛。患者因为自己年龄较大,对治疗效果的要求不高,认为只要不影响自己吃饭、洗脸等日常活动就能够接受。其实患者对于手术最担心的问题是,从传统观念考虑,如果在身体内植入固定钢板,到自己去世的时候,金属的物体在身体内是不能入土为安的。

在这个病例中,医生只是站在医学的专业角度认为患者需要进行手术治疗,没有去深入地了解患者对疾病的想法、担忧和期望。医生和患者就治疗方案无法达成一致,最终患者还是选择了保守治疗,医生失去了患者的信任,降低了患者对治疗方案的依从性。

全人医学信息采集需要从疾病和患病这两个角度同时进行,因为只有这样才能够全面了解患者疾病的症状、体征和患者生病的体验。医生对患者的疾病做出诊断是传统且核心的医疗程序,但是患者的生病体验代表着患者对周围事件的反应,代表着患者对自身遭遇的理解,以及他们对帮助的期望。

疾病是指生化原因引起的疾病,与病理生理学有关。传统意义上医生的职责就是发现疾病的症状和潜在疾病的体征。患病就是患者病痛体验的独特经历,患者是如何察觉的、经历了哪些状况及如何应对等,主要包括患者生病后的感受、想法、顾虑及疾病对生活的影响等。

患者可能"生病"了,却没有疾病。我们经常无法为症状找到潜在的病理根源。例如患者对失去亲人的反应以及忧伤产生的各种症状,或者白领的紧张性头痛,或者是学生因为学习的问题而导致的腹痛等。另一方面,患者可能已经患有某种疾病但并不知道自己患病,例如一些早期无症状的疾病,如肺癌或高血压等。

疾病和患病一般同时存在,但不可思议在于,同样的疾病能导致个体迥然不同的患病体验,同种病的不同患者对相似的症状或同样的诊断的反应会大相径庭。同样的咽痛患者,一个患者可能乐观地等待自愈而不去看医生,但另一个患者希望马上输液治疗,因为他还记得扁桃体脓肿时有多么可怕。

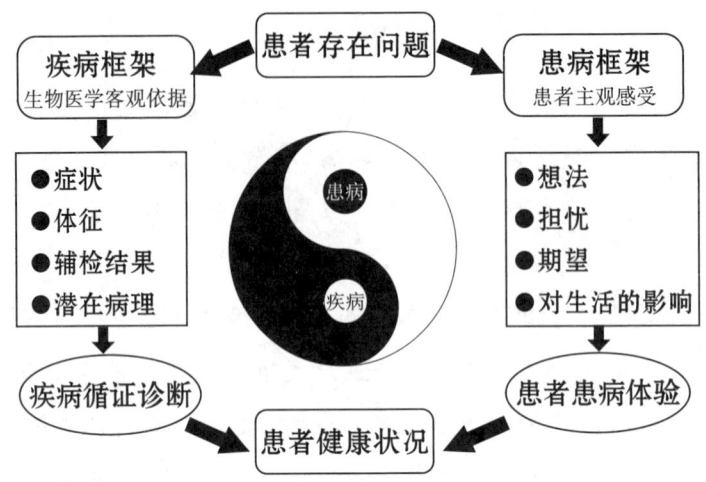

图1-1 全人医学信息采集模式

医生对患者进行信息采集的时候,不但要采集疾病框架(生物医学客观依据)的病史信息,同时还要采集患病框架(患者主观感受)的相关信息。疾病框架主要关注的是疾病的循证诊断,这是医生关注的主要问题;患病框架主要关注的是患者的患病体验,这是患者关注的主要问题。医生在疾病诊断的过程中,要关注患者的主观感受,只有这样才能够更加全面地服务好每一位患者。

医生在掌握越来越多的医学知识的同时,需要学会倾听患者的心声,尽最大努力理解疾病给患者带来的痛苦,尊重患者对于疾病的主观感受,从而在诊疗中能够为患者着想。护士和社会工作者比医生更容易掌握这些技巧,但所有的医务人员都可以在临床实践中强化这种做法。

患者花钱找医生看病是想让医生专业、专心地倾听他们那些极为复杂的叙述,然后把所有的故事连贯成可以理解的东西,并在此基础上采取行动。疾病是发生在人们身上的事件,有时是由可辨认的原因引起的,并在特定的时间和背景中发生的,由一个人从特定的角度去讲给另外一个人听。医生应该花时间来倾听、辨别和关心患者。

我们应当鼓励医生去理解患者的心理需求、精神需求、社会需求,用心去体会患者生病以后的痛苦、焦虑和不安,医生可以去观察和记录在为患者诊断和疾病治疗过程中发生在患者身上所有的事情,这种记录的方法称为叙事医学,所记录的内容称为平行病历。

全人医学信息采集的内容主要包括:一是患者问题清单,患者和医生认为患者来到医院需要解决的问题;二是生物医学依据,比如发病时间、主要症状、伴随症状等;三是患者主观感受，比如患者生病以后的想法、担忧、期望等；四是患者背景信息。比如患者的既往史、家族史、个人史、系统回顾等。

患者的想法主要指患者对疾病发生的原因、生病的影响，以及影响健康的因素的一些观念和想法。患者主观感受主要包括患者生病以后的想法、担忧、期望和对生活的影响。患者的担忧主要指患者对疾病症状意味着什么感到担心。患者的期望主要指患者希望医生怎样帮助自己，患者希望本次就诊能够达到的效果。对患者生活的影响主要是指患者的疾病对日常起居或者工作和社交等的影响。

全人医学信息采集模板

患者问题清单：患者希望解决的问题、医生希望解决的问题、患者与医生希望解决的问题。生物医学依据：发病时间、主要症状、伴随症状。患者主观感受：想法、担忧、期望、对生活的影响。患者背景信息：既往史、家族史、个人史、系统回顾。

四、卡尔加里-剑桥会谈指南

卡尔加里-剑桥（Calgary-Cambridge）会谈指南是库尔茨和西尔弗曼于1996年研究发展的一套医患沟通模式。库尔茨博士是加拿大卡尔加里大学医学院医患沟通学教授，西尔弗曼是英国剑桥大学临床医学沟通研究系主任。

1993年西尔弗曼在库尔茨教授那里学术休假，同时在加拿大卡尔加里大学医学院进行医患沟通技巧的教学与研究。1998年他们共同出版了《医患沟通技巧》以及配套书《医学沟通技巧教与学》，该书已经成为全世界医患沟通技巧的标准教材，是第一本完全以证据为基础的医学会谈教科书。

卡尔加里—剑桥会谈指南的特色在于整合了医患沟通中的内容技巧、过程技巧和认知技巧内容。内容技巧是指医生沟通什么。医生收集患者和回答患者的信息，以及与患者及其家属讨论的疾病诊断和治疗方案。过程技巧是指医生如何进行沟通。医生在沟通过程中所使用的语言和非语言技巧，医生如何与患者建立伙伴关系和管理会谈过程。认知技巧是指医生的医患沟通态度以及决策制定、临床推理和解决问题等技巧。

传统的患者信息采集将三类沟通技巧内容分成疾病框架（生物医学客观依据）和患病框架（患者主观感受）两种独立的会谈模式。传统的患者信息采集更加倾向于疾病的症状和体征，关注的是生物医学的客观证据。但患者的主观感受，想法、担忧和期望等对患者疾病的诊断，特别是对疾病的治疗尤为重要。

卡尔加里—剑桥会谈指南主要包括两个全程技能和五个会谈阶段。两个全程技能是建立关系和提供结构，这两个全程技能贯穿了医患沟通的整个过程。五个会谈阶段是开始会谈、采集信息、体格检查、解释和计划、结束会谈。

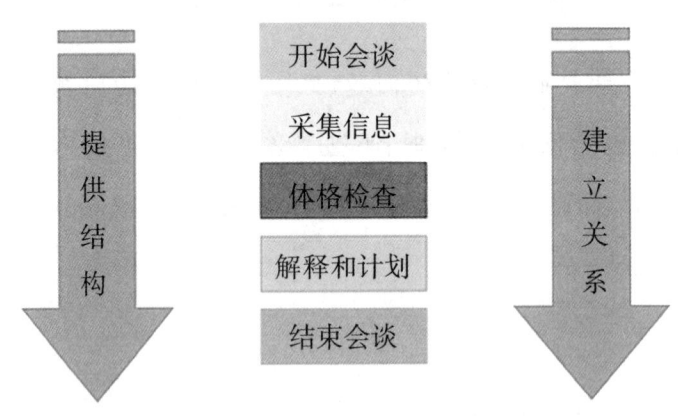

图1-2 卡尔加里—剑桥会谈指南基本框架

为了便于医院的医生了解和掌握卡尔加里—剑桥会谈指南，将医患沟通的全程技能中的建立关系调整为建立伙伴关系，更加明确医生和患者之间平等、合作的伙伴模式。建立伙伴关系是指医生与患者在沟通交流过程中，应当建立平等合作的伙伴关系，真正实现以患者为中心的全人医学模式。将提供结构调整为管理会谈过程。管理会谈过程是指医生在与患者进行沟通交流的过程中，应当保证会谈结构的清晰和会谈流程的顺畅，同时还需要把握和控制会谈的时间。

根据我国医院临床实践情况，将五个会谈阶段——开始会谈、采集信息、体格检查、解释和计划、结束会谈，分别调整为接待患者、采集信息、体格检查与辅助检查、病情告知与治疗方案、结束就诊，将卡尔加里—剑桥会谈指南基本框架进行了改良（见图1-3）。

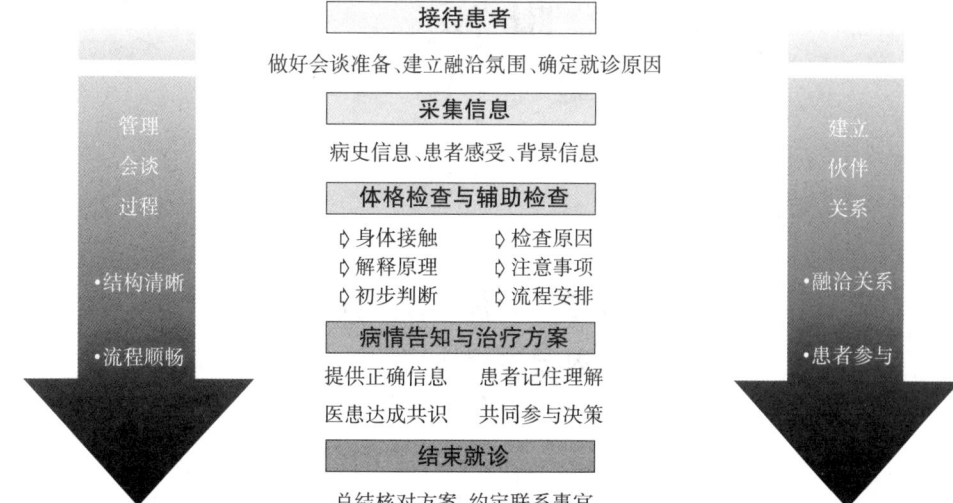

图1-3 卡尔加里—剑桥会谈指南改良框架

接待患者主要包括做好会谈准备、建立融洽氛围和确定就诊原因。医生与患者在会谈最初的15~30秒的第一印象至关重要,决定了患者是否信任医生,是否愿意坦诚地与医生沟通交流。

采集信息主要包括问题清单、病史信息、患者感受和背景信息。医生需要从生物医学客观依据和患者主观感受两个方面,了解患者到医院就诊的主要原因。医生应记录患者每一个问题并鼓励其自述患病的经历,有助于医生了解真正的病因。

体格检查与辅助检查主要包括:一是在医生进行体格检查时身体接触交流和解释原理过程。二是医生开具辅助检查申请单时,应告知患者检查原因、注意事项和流程安排。

病情告知和治疗方案是指医生在疾病诊断和治疗的过程中,要向患者提供正确适量的信息,并且患者能够记住和理解,医生和患者要达成共识,共同参与诊断和治疗的决策。

结束就诊是在患者门诊结束或住院离开医院以前,医生与患者总结诊疗方案、核对患者意见、告知意外情况处理和约定联系事宜等。结束就诊是患者离开医院时对医生的最后印象,医生留给患者的最后印象和第一印象同等重要。

附 件

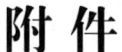

卡尔加里—剑桥会谈指南
沟通过程技巧

一、开始会谈

准备:

1. 把上一项任务搁在一边,注意让自己舒适,从容面对患者。

2. 集中注意力准备这次接诊。

建立最初的和谐氛围:

3. 问候患者并获得患者的名字。

4. 介绍自己、访谈的作用和性质,必要时取得患者的同意。

5. 表现出尊重和兴趣,关注患者的身体舒适。

确定患者就诊的原因:

6. 采用恰当的开放式提问,确定患者的问题或患者希望表述的问题。(如"是什么原因让您来医院就诊啊?"或"您今天想讨论什么?"或"您今天希望得到什么问题的答案呀?")

7. 认真倾听患者开放式的陈述,不要打断患者或指挥患者的反应。

8. 确认问题清单并对问题进行进一步的筛查。(如"头痛和乏力,是吗?还有别的不舒服吗?"或者"您今天还有其他什么问题要说的吗?")

9. 商谈谈话的议程,要同时考虑患者和医生的需求。

二、采集信息

探讨患者的问题:

10. 鼓励患者讲故事,让患者用自己的语言告诉医生问题,以及患病从一开始到现在的过程(阐明现在就诊的原因)。

11. 采用开放式和封闭式提问技术,恰当地将提问从开放转向封闭。

12. 注意倾听，让患者说完而不要去打断，并且在回答患者问题之前，给患者留出时间来想一想，或者在停顿之后继续。

13. 通过语言或非语言方式辅助促进患者的应答，如采用鼓励、沉默、重复、变换措辞以及解释等方法。

14. 提取语言或非语言线索（肢体语言、面部表情）；适时予以验证及认可。

15. 澄清患者陈述不清或需要补充说明的地方。（如"您能解释一下您说的头晕是怎么回事吗？"）

16. 定期总结以确认我们理解患者所说的内容，邀请患者纠正我们，或者提供更进一步的信息。

17. 使用简明的、容易理解的语言，避免使用太多的术语解释。

18. 确定事件的日期和顺序。

理解患者观点的其他技巧：

19. 主动确定并适当探究。患者的想法（如出于宗教信仰）；患者对每个问题的担忧（如担心）；患者的期望（如患者的目标，患者对所述问题期望得到什么帮助）；对患者生活的影响（患者所述的问题如何影响患者的生活）。

20. 鼓励患者表达自己的感受。

三、提供接诊咨询的结构

会谈结构清晰：

21. 在每一次询问的末尾进行总结以确认对患者问题的理解，然后再转到下一个环节。

22. 运用提示语、过渡性的陈述，从一个环节推进到另一个环节，包括为下一个环节做基本铺垫。

注意会谈流程：

23. 按逻辑顺序组织会谈的结构。

24. 注意时间安排并使会谈紧扣任务。

四、建立关系

运用恰当的非语言行为：

25. 表现出合适的非语言行为。目光接触、面部表情；姿势、位置、移动；声音的暗示，如语速、音量、语调。

26. 如果阅读、记笔记或使用计算机，要注意方式，不要影响对话或和谐的氛围。

27. 显示出恰当的信心。

构建和谐氛围：

28. 接受患者的看法和感受，而不去评判。

29. 运用换位思考（设身处地）方法来沟通，理解并体谅患者的感受或困境，明确表示认可患者的观点和感受。

30. 提供支持，表达关心、理解以及愿意提供帮助，认可患者克服病痛所做的努力及适当的自我保健，建立信任关系。

31. 体贴及时地处理令人尴尬、烦扰的话题和躯体的疼痛，包括与体格检查有关的问题。

鼓励患者参与：

32. 与患者分享看法，鼓励患者参与（如"我现在在想……"）。

33. 解释那些看起来非结论性的问题或体格检查部分的基本原理。

34. 在体格检查时，解释其过程、征得允许。

五、解释病情和治疗方案

提供正确的信息量和信息类型。

目标：给予患者全面的、合适的信息；评估每个患者的信息需求；既不要太少也不要太多。

35. 形成模块并验证：要给予患者能理解的模块化的信息；验证患者是否理解，根据患者的反应来确定如何继续进行。

36. 评估患者的出发点：在给予患者信息时询问患者预先了解的知识，了解患者希望了解的信息的范围。

37. 询问患者还有其他哪些方面需要帮助，如病因、预后。

38. 在恰当的时间给予解释：避免过早给予建议、信息或保证。

帮助患者准确地回忆和理解。

目标：使信息更容易被患者记住并理解。

39. 筹划病情解释：将解释分成不连续的部分，建立逻辑顺序。

40. 运用分类或提示语。（如"我想和您讨论三个重要的问题。首先是……""现在我们可以转到……吗？"）

41. 使用重述和总结的方法强化信息。

42. 运用简明的、容易理解的语言：避免使用专业术语解释。

43. 运用形象的方法传达信息，如图表、模型、书面信息和说明。

44. 验证患者对所给信息(或者制订的计划)是否理解,必要时请患者用自己的话重述或澄清。

取得共同理解:结合患者的看法。

目标:提供与患者看法相关的病情解释和诊疗计划,了解患者对所给信息的想法和感受,鼓励互动而不是单向的传递。

45. 将病情解释和患者的看法联系起来:与患者的想法、担心和期望联系起来。

46. 提供机会并鼓励患者参与:提出问题,请求患者澄清或表达疑问,恰当地做出回应。

47. 针对语言和非语言的线索做出反馈:如患者需要了解的信息或提出的问题、信息过量、患者的忧伤。

48. 根据患者所给的信息、使用的词汇确认患者的观念、反应和感受,必要时予以认可。

治疗方案制定:医患共同决策。目标:使患者了解决策制定的过程;使患者在他们所希望的水平上参与决策;增强患者对所制定方案的依从性。

49. 在适当的时候分享我们的想法:提意见、思考的过程和进退两难的困境。

50. 让患者参与:提供建议和选择,而不是指令;鼓励患者说出他们自己的想法、建议。

51. 探讨治疗的方案。

52. 确定患者在做出决定时所希望参与的水平。

53. 商议双方都接受的诊疗计划:表明自己对可选诊疗方案的意见或优先选择;确定患者的优选方案。

54. 与患者验证:是否接受计划;是否所有的担忧已经被述及。

六、结束会谈

将来的计划:

55. 与患者约定下一步和医生联系的计划。

56. 解释可能出现的意外情况,以及何时如何寻求帮助。

确定合适的结束点:

57. 简要地对会谈进行总结并明确治疗计划。

58. 对患者是否同意并愿意遵从医嘱,是否还需要做什么改动,还有什么疑问或其他问题做最后的验证。

七、病情解释和诊疗计划的选择

如果讨论意见和问题的重要性：

59. 如有可能，提供正在进行讨论的专家的意见和姓名。

60. 揭示这些意见的基本原理。

61. 解释疾病的原因、严重程度、预期的转归、短期和长期的结果。

62. 探知患者的观念、反应和担忧。

如果商议双方的行动计划：

63. 讨论可选方案，如不采取任何行动、进一步检查、药物治疗或手术、非药物治疗（理疗、助行器、流质、咨询等）、预防措施。

64. 提供所能采取或提供的行动措施或治疗信息，所涉及步骤的名称、如何起效、优点和可能的副作用。

65. 获得患者对诊疗计划的看法，所认识到的益处、障碍和动机。

66. 接受患者的观点：必要时推荐其他的观点。

67. 清楚患者对计划和治疗的反应和担忧，包括接受度。

68. 将患者的生活方式、信仰、文化背景和能力纳入考虑之中。

69. 鼓励患者参与计划的实施，担负起责任并自力更生。

70. 询问患者的支持系统，讨论其他可行的支持。

如果讨论进一步检查及其步骤：

71. 提供有关的明确信息，如患者可能会经历什么，怎样被告知结果。

72. 将步骤和治疗计划关联起来：价值、目的。

73. 鼓励患者进行提问并讨论潜在的焦虑或负面的结果。

五、有效医患沟通

有效沟通是管理学名词，是指促使对方接受的沟通。所谓有效的沟通，是通过听、说、读、写等载体，通过演讲、会见、对话、讨论、信件等方式将想法准确、恰当地表达出来，以促使对方更好地接受。

有效医患沟通是指医生在患者就诊或住院治疗期间与患者及其家属进行沟通交流

的过程,并且沟通交流的方式能够得到患者及其家属的认可,沟通交流的内容患者及其家属能够掌握和运用。有效医患沟通的反面是无效医患沟通,虽然医生与患者及其家属进行了沟通和交流,但是沟通和交流的方式、内容不能被接受或者没有被理解。无效医患沟通等于没有沟通。

医患沟通贯穿患者疾病诊断和治疗的全过程,是医生的一项重要技能。医患沟通的主要目的是医生与患者之间建立伙伴关系,与患者沟通了解病情,就患者的病情做好解释。有效的医患沟通最终起到的作用是医患之间充分地交流信息,促进患者参与医疗决策。

良好的医患沟通有利于调整患者情绪,促进患者对治疗信息的理解,更好地确定患者的想法、担忧和期望,以便患者积极主动地参与医疗决策。良好的医患沟通有益于提高医患双方的满意度,有利于医生产生荣誉感,减轻自身的工作压力和疲劳感。

首先,有效医患沟通能提高疾病诊断的准确性。疾病诊断的最初程序就是采集病史信息,对于绝大多数患者来讲,医生仅仅靠采集病史就可以做出诊断。在诊疗过程中,如果患者的谈话被频繁打断,患者会认为自己所说的话对疾病诊疗并不重要,从而不再愿意提供更多的信息,最终影响疾病诊断的准确性。

患者就诊时,医生需要进行病史采集、体格检查以及辅助检查,到底哪一项更为重要?

采集病史比体格检查和辅助检查更重要。第一,医生应该明白,相较于体格检查,把更多的时间花在收集患者病史上,对患者更有好处;第二,在临床医学教育中,相较于如何发现病理特征,应更强调怎样准确地收集病史;第三,相较于发展辅助检查的设备,应该更强调研究医生与患者的交流;第四,应该更注重训练医生与患者沟通时的谈话技巧,适当地减少患者检查的时间。

我曾经辅导一家康复医院的神经康复科,要求对每一位入院的因脑血管意外导致偏瘫的患者都要进行团队评估,即主管医生、责任护士、康复治疗师等共同对患者进行病史采集、体格检查、功能评估和康复方案的讨论。由于上班时间工作比较忙,主管医生、责任护士和康复治疗师很难凑在一起进行团队评估,他们通常根据患者的具体情况安排在中午或晚上进行评估,并且确保对每个患者的评估时间在30分钟左右。

在对患者进行病史采集的时候,主要由主管医生来进行提问,责任护士和康复治疗师进行必要的补充,避免了其他医院医生、护士在不同时间就相同问题进行询问,患者在入院后需要重复回答很多次这种现象。主管医生在进行病史采集时,不但要收集疾病诊断的循证依据,同时还要倾听患者讲述故事,了解患者对疾病的想法、担忧和期望。

近年来,一些医生在诊疗工作中,过分依赖高科技的辅助检查诊断设备,忽视或轻视最基本的诊断技能——采集病史和体格检查。他们很少依靠医患沟通获取患者的相关信息,仅仅依靠大量的辅助检查结果和少量的患者信息,就轻率地写下诊断结论,往往造成错诊、误诊或漏诊,进而造成错治或误治,导致出现医疗差错或医疗事故。

其次,有效医患沟通能提高疾病治疗的效果。医生与患者之间的信息分享活动开展得越多,患者关于自身疾病的知识就了解得越多,患者对医嘱的依从性就越好。依从性是指患者行为与医患双方商定的诊疗方案的一致程度,依从性是治疗效果和预后的重要影响因素。在诊疗过程中,医生干预得越少(如疑问和打断),患者越有自主性;情感互动越多(如主动问候、身体前倾、表情专注等),患者就越能够提供更多的疾病信息,疾病诊断的准确率就越高,治疗效果就越好。

有效医患沟通可以影响某些特定疾病的治疗结果。它可以降低冠心病的发病风险。同时,由于医生与患者进行了有效的沟通,心肌梗死的死亡率会相应下降,充血性心力衰竭患者再入院率也会下降。

经有效量表测定,医生的共情得分越高,患者的血糖和胆固醇指标控制得越好。有效医患沟通还能帮助患者更好地控制高血压、糖尿病和艾滋病等慢性病,并改善肠易激综合征和慢性功能性便秘。医学无法解释的身体症状(缺少易于生物医学诊断的明确依据),医生采取有效的沟通技巧,可显著提高患者满意度和医生满意度。

医生要发挥特有的职业优势,高度重视医患沟通,以多种途径和方法对患者进行必要的医学与健康教育,予以鼓励和积极的暗示,使患者获得积极的认知评价,从而产生良性的情绪,对身体的康复抱有强烈的信心和期望,主动努力地配合疾病的治疗。患者治疗效果的转归主要体现在疾病症状的缓解和生理指标的正常。

此外,有效医患沟通能提升患者的满意度。医生对诊疗信息提供得越充分,医生与患者在治疗方案方面讨论花费的时间越多,与患者讨论的时间越长,越有可能增加患者的满意度。而医生的态度越强势、控制感越强,患者的满意度越低。医生称呼患者的名字(而省去姓),在问诊过程中努力建立和谐关系,坐下来说话以及认真倾听等日常社交技能,协商确定下一步检查和治疗方案,讨论出院方案等医疗行为,可有效改进患者的满意度。

国际康复机构质量认证委员会(CARF)标准要求,主管医生、责任护士和康复治疗师在患者入院治疗时就要与患者讨论出院计划。这一理念与我国医院的传统做法有着非常大的区别,在日常的临床工作中,医生、护士和康复治疗师更多考虑患者疾病的治疗效果和功能的恢复情况,很少思考患者出院以后是否还需要继续治疗或功能训练。

患者生病或受伤在医院进行疾病治疗和功能训练,最终的目标是回归家庭和重返社会。如果在患者入院时就有效地沟通出院计划,让患者感受到医生、护士和康复治疗师的认真和负责,不单单只是为了赚钱,而是真正地为了患者的健康着想,使患者体会到了高质量的医疗服务,患者满意度就会得到明显提升。

还有,有效医患沟通能提升医生的满意度。医生与患者之间良好的医患沟通有利于提高医患之间的人际关系质量。提升医生的满意度能够减少医疗差错,保障患者安全。医生对工作的满意度有利于他们与患者建立和谐的医患关系,对患者表达关爱,以及展现温和的态度。

最后,有效医患沟通能和谐医患关系。良好的医患沟通减少了医生和患者之间的误解和分歧,从源头上避免了医患矛盾和医患纠纷的出现。通常患者投诉的根本原因是医患沟通出了问题。通过研究发现,抱怨的患者常感觉他们的医生不够专心,25%左右的医疗纠纷是因为治疗信息提供不良,13%认为医生没有倾听患者的述说。

当医患双方密切接触以后,医患双方为战胜疾病这一共同目标而合作,很容易产生情感。由于是医生帮助患者,患者的情感需求又较强烈,所以一般当医生对患者表现出职业性的关爱后,患者容易对医生产生好感,并表现明显。而医生因工作的要求较为理性,情感表达较为含蓄。医患之间的情感性质是友情,医患建立友情后,无论对诊疗效果还是对解决医患纠纷都是十分有益的。

六、无效医患沟通

无效医患沟通产生的负面结果通常是可以衡量出来的。门诊患者不会再找沟通能力欠佳的临床医生看病。如果医患沟通不充分,住院患者的再入院率往往也会升高。最糟糕的是,从临床医生的角度来看,若沟通失败,或患者因与医生沟通不畅而感到受辱,哪怕是非语言性沟通,都有可能引发医疗纠纷。

导致无效医患沟通的因素较多,大多体现在思想观念、知识结构、经济利益和权利分配等四个方面。无效医患沟通将会造成医患误解、医患分歧、医患矛盾、医患纠纷和医患冲突等严重后果。了解并分析无效医患沟通的原因对医生有效地开展医患沟通相当重要。

有效医患沟通的重要障碍是双方思想理念上的分歧。在市场经济条件下,医生认为虽然医疗卫生服务是公益性的,但也是市场经济的组成部分,在政府补贴不到位的情况下,需要较高的收益来维持医院的生存和发展。患者则认为在社会主义国家,医疗卫生服务始终具有公益性和福利性,医院应该全心全意为患者的健康服务,不应该谋求较高的经济利益。

知情同意告知也是医患双方产生分歧的重要原因。我国传统的医学父权主义思想根深蒂固,影响了一代又一代医生的工作作风和职业习惯,认为医疗决策很专业,只要医生决定即可。随着社会的发展,患者的自主意识、维权意识和参与意识不断增强,越来越多的患者希望自己能够直接参与医疗决策。在我国,由于家庭观念非常强,患者本人有限的知情同意权利往往被患者家属全部或部分替代行使。

知识结构的差异也是医患信息不对称的重要原因。医生普遍文化程度较高,并受过系统的医学教育和诊疗技能训练,又有医疗实践,具备丰富的治愈疾病、维护健康的知识和经验,这是非医学专业人员无法达到的水平。很多患者对自身情况、疾病和健康知识了解较少,即使部分人接触过医学和健康的知识,但也比较表浅,不系统,对庞大深奥的医学知识不可能全面地认知和掌握,他们特别难以理解的是人的生理和心理的差异性。

我国医院的大部分医生在患者门诊就诊或住院治疗询问病史时,都是单刀直入:"请问您哪个地方不舒服?"立即关注患者生病的脏器和部位,更多的是关注"疾病",而非"病人"。采集病史时主要寻找的是患者疾病诊断的依据,很少去关注患者的主观感受。

医生在告诉患者疾病诊断和治疗方案时,更多采用的是单向沟通,直接告诉疾病诊断的结果和医生制定的治疗方案,缺乏患者主动参与,无法与医生、护士共同协商选择治疗方案。随着我国人口老龄化和慢性病发病率呈逐年上升的发展趋势,患者对疾病治疗的主动参与和自我管理显得尤为重要。

医患沟通应该是双向的、互动的。单向的医患沟通常是无效的医患沟通,医生无法知道患者对疾病的认识程度、对治疗方案的认可程度。当患者无法理解或不认同治疗方案时,患者的依从性会降低,按照医嘱服药、功能训练、改变生活方式等方面不能达到理想状态,将直接影响疾病的治疗效果。

现代医学的高科技水平以及医学本身技术的复杂程度,使得医生自然地成为我国的高收入人群。相比之下,许多行业的收入偏低。虽然这种局面是不以个人的意志为转移的社会转型期的现象,但这种利益分配上的差异产生了一种社会心理效应——同情弱者,弱势群体的心理也呈现出较强的对立情绪。当医疗服务稍有欠缺,就容易被升级为医患纠纷,医患之间这种收入水平的差别转换为社会地位的差别,低收入患者不同程度的自卑、嫉妒、排斥等心理也成了医患沟通中的无形障碍。

无论是相关的国家法律或是医生职业规范,或是医患的观念,都表现出医患双方的权利分配差异是存在的。医生的权利主要是独立自主的诊断、调查疾病、医学处置、出具相关医学证明,选择合理的医疗、预防、保健、康复方案的权利。患者或家属可以参与决策或者提出要求,但不能干预医生根据科学做出的决定,更不允许用强迫和威胁的手段使医生接受不合理的要求。

患者的权利得到法律、社会和医生的充分肯定,享有平等的医疗权、疾病认知权、知情同意权、隐私权、个人信息保护权、免除一定社会责任权以及要求赔偿权等。事实上,患者的这些权利都属于被动性的权利,其权利的实现,完全依赖于医生对患者权利的认识和尊重。所以,医生的权利远远要超过患者的权利,这种差别直接造成医患双方难以平等地进行沟通。

无效医患沟通的严重后果主要有:医患误解、医患分歧、医患矛盾、医患纠纷和医患冲突。

医患误解是指医生与患者及其家属某方面的信息沟通不畅,或医生对患者的医疗服务有不周到之处,但没有产生更严重的后果,仅使患者或家属有一些不满情绪,产生认识上的误解,并且在小范围内议论,医生一般没有察觉,这是轻微的医患沟通不良。如医生的态度不热情、与住院患者较少接触、不愿回答患者的问题、医疗费用交代不清、后勤服务不良等易引起医患误解。尽管医患误解是轻微的医患沟通不良,但是普遍存在的现象。

医患分歧是指医生与患者及其家属某些信息沟通不良,或者医生对患者的医疗服务有明显的欠缺,虽未造成明显的身体损害,但给患者及其家属带来了不良的心理刺激,使患者及其家属较为不满,并容易在任何场合表现出来,医生感受明显。如医生的态度冷漠、训斥患者或家属、检查或治疗未征求患者及其家属意见、侵犯隐私、交代病情不清、诊断或治疗的小失误造成多支出费用等易引发医患分歧。

医患矛盾是指医生与患者及其家属某些重要信息沟通不良,或医生对患者的医疗服务存在明显的差错,给患者身体或心理造成一定程度的损害。医患分歧或医患矛盾没有得到及时、有效的处理,造成患者及其家属强烈不满,投诉到医院的相关部门,并且在科室或者医院内产生一定的影响。如医疗差错或事故、医疗意外处理的分歧、医院内其他意外事件、严重的费用分歧、与患者或家属争吵等易产生医患矛盾。

医患纠纷,狭义上是指医患双方对医疗后果及其原因的认定存在分歧而引发争议的事件;广义上是指患者及其家属认为在诊疗护理过程中,患者的权益,如身体权、生命权、健康权、知情权、名誉权、隐私权等受到侵害,要求卫生行政部门或司法机关追究责任或医疗机构赔偿损失的事件。

医患冲突是指医生与患者及其家属在处理医患矛盾或医患纠纷时,存在较大的分歧,无法达成一致的解决意见,未妥善化解矛盾,引起患者或家属的强烈不满。患者或者其家属采取非正当的方法寻求医院赔偿和处理当事人。如冲砸围堵医疗机构、暴力伤害医生等。

第2章
医患沟通基本技巧

医患沟通是人际沟通的一种,既符合人际沟通的基本原则,也有一定的特殊性。人际沟通是人与人进行全方位信息交流以达到人际建立共识、分享利益并发展关系的过程。人际沟通是信息传递和被了解的过程,通常发生在两人或两人以上的团体之间。

人际沟通是人际交往的起点,是建立人际关系的基础。如果把人的观念、思想、感情等看作信息,人际沟通就可被看作信息沟通的过程。人际沟通的内容是双方的信息和观点,它们不是某一个实物,而是关于某一事物、某一过程的描述和结论,因而它们具有抽象性。人们必须借助各种媒介,如语言、表情、动作姿势、行为方式等把所知信息、自己的看法和态度传递给他人。

人际沟通的基本模式和类型可以根据不同的维度划分为言语沟通和非言语沟通、单向沟通和双向沟通、正式沟通和非正式沟通。

言语沟通是建立在语言文字的基础上,又可分为口头语言沟通和书面语言沟通两种形式。非言语沟通指通过某些媒介(除语言或文字)传递信息,它是以表情、动作等为沟通手段的信息交流,其内涵十分丰富。面部表情及眼神、身体动作及姿势、身体接触、人际空间距离、气质、形象、着装与随身物品等非言语信号,都可以作为沟通媒介。

一位母亲带着3岁的女儿去医院儿科门诊看医生。小女孩此前因感冒后发烧、咳嗽大约一周的时间,母亲在家附近的药房购买感冒药让其服用后没有明显好转。当母亲带着女儿走进儿科门诊室时,一位女医生坐在诊断桌的对面,硕大的电脑显示屏挡住了女医生的半个身子,女医生还戴着一个大大的口罩,口罩几乎遮满了整张脸,头发的刘海把眼睛也隐藏起来。

女医生不冷不热地简单询问了孩子发病的情况,然后就埋头开出了一摞辅助检查申请单,直接递给女孩的母亲,说:"先去做检查,然后再回来开药。"整个过程不到3分钟。女孩的母亲很不情愿地接过这一摞单子,非常怀疑医生是否能够将孩子的病诊断清楚。

医生评估患者的肢体语言是积极倾听患者心声和采集患者信息的一部分,有利于对患者进行评估、诊断、治疗、教育和辅导。患者在和医生沟通交流的过程中都会使用肢体语言,通常在不经意时,会传递他们的沟通意愿或是自身的恐惧和担忧。患者可以采用适当的姿势来表明他们的需求或感受。作为医生也是如此,可以通过肢体语言来表明他们感兴趣的内容。

肢体语言如同语言一样,也有自己的语音和语调,也可以像其他方式一样表达含义。身体的姿势、手臂的位置和手势,甚至是微笑都可以很好地传递信息。

哑剧是一种不用台词而凭借形体动作和表情表达剧情的戏剧形式。哑剧的历史悠久,源远流长。"哑剧"一词源于希腊语,意思是"模仿者"。形体动作是哑剧的基本手段,它的准确性和节奏性不仅具有模仿性,还表现内心和富有诗的意蕴。公元前3世纪,罗马已有哑剧演出。在英国和法国,古代丑角的无声表演多在大型戏剧演出之前进行。著名哑剧表演艺术家卓别林(英国)的表演就深入人心。

面部可以做出惊喜、感兴趣、生气、悲伤、喜悦或恐惧等表情。面部表情可以和语言所要表达的信息一致,也可以修饰语言的表达。非言语沟通可以通过面部表情得以加强,面部表情可以传达很强的情感,如生气和惊喜,同时面部也可以表现出平静。

患者和家属因为疾病的原因,一般都比较紧张和焦虑,到了医院以后,陌生的环境,复杂的流程,如果再遇到面无表情的医务人员特别是医生,患者和家属的恐惧感和紧张感会增强。在患者病情和情绪允许的情况下,医务人员都应该露出职业的笑容,在与患者和家属沟通时尽量减少戴口罩的时间,患者看到医务人员的微笑后大多会以微笑回应,这样就建立了良好的初步印象。

医生在与患者沟通交流时,还应当仔细观察患者的面部表情,如沮丧的眼神和充满泪水的双眼。患有某些疾病(如帕金森病和精神疾病)的患者可能表现出细微的面部表情,在表达上存在着个体差异,因此明确此类患者非言语沟通的信息非常重要。必要时应该和患者确认面部表情的含义,比如"你看起来不舒服?""你看起来很担心疾病?"

手和手臂的姿势可以用来传递某些信息。当与他人交流时张开的手臂姿势代表着开放和诚实。交叉的手臂和合拢的双手或缠绕的手指则代表在谈话中对他人有所保留或对个人信息泄露感到困惑。交叉手臂也可以传递一种受到伤害和需要自我保护的感受。患者的感受可以通过他的手和手臂的姿势来表现,并为医生确定患者喜欢哪种沟通方式提供线索。同样,医生也可以通过手势向患者传递信息,对患者使用开放性的肢体语言,可以表达医生的热情,以及希望了解患者的意愿。

恰当的抚摸可以交流更多的信息。恰当的抚摸是医患接触中普遍使用的一种方法，它能超越年龄和语言的限制。恰当的身体接触表达出对人的关爱之情，恰当地抚摸是一种有效的交流方法。恰当的抚摸可以安慰和支持患者。

正在经历疼痛的患者或是有关疼痛经历的患者，往往需要医务人员更加亲近地与他接触或是抚摸他作为鼓励。例如，握住一位正在分娩产妇的手则表明对她的支持和关爱。

在相互交流中最能令人快乐的方式就是使用幽默。幽默能使人放松，共同分享成就，缓解紧张情绪，也能分享彼此的弱点，同时也加深相互之间的关系。在医患关系中幽默也是很重要的沟通方式，恰当地应用幽默有助于病人勇敢地面对疾病的挑战，也有助于建立良好的医患关系。每个人对快乐的理解不同，但分享快乐是人的本能。

积极幽默是建立良好关系和缓解压力的一种方法。幽默具有建设性和愉快感、创造性和温暖的力量。医生使用幽默话语时可以分享愉悦和谦让。幽默的最高境界是自我解嘲。幽默在谦虚的基础上允许我们自己与他人分享人生。

另一方面，消极幽默是没有益处的，它会使人感到不舒服或产生防御。这样的幽默通常会涉及讽刺或是令人难堪的语言、行为，或是种族歧视和性别歧视等，都意味着会冒犯甚至伤害他人。医生的消极幽默可能会暂时缓解患者的紧张情绪，但这是缺乏专业精神和不礼貌的行为，在医患沟通时不能使用。

按照是否需要媒介分类，人际沟通可分为直接人际沟通和间接人际沟通。直接人际沟通是指无须沟通媒介的人际沟通，如谈话、演讲、上课等，它是人际沟通的主要方式。人际沟通往往除了依靠语言、文字外，还可以依靠信件、电话、电子邮件、微信等媒介进行沟通，这种需要媒介参与的人际沟通，称为间接人际沟通。

从沟通信息有无反馈的角度看，人际沟通又分为单向沟通和双向沟通。单向沟通是指信息单向流动的人际沟通。在沟通时沟通双方所扮演的角色不变，一方只发送信息，另一方只接收信息而不向对方反馈信息，如报告会、大型演讲等。双向沟通是指信息双向流动的人际沟通。在沟通时，发送信息者与接收信息者之间的角色不断变换，信息沟通与信息反馈多次往返，如交谈、协商、谈判等。人际沟通中的绝大多数为双向沟通。

按组织规格分类，人际沟通又可分为正式沟通和非正式沟通。正式沟通指在组织中依据规章制度的原则进行的沟通，如文件精神传达、召开会议、下达指示、发送通知等。非正式沟通和正式沟通不同，它是人们以个人身份进行的人际沟通活动，如人们私下交换意见、讨论某人某事、交流消息等。

一、通俗易懂的语言

医生掌握专业术语是促进行业内部良好沟通的重要因素,对各行各业来说均是如此。从工程师到哲学家,每个行业都有自己的专业术语。专业术语既重要又必要,它让专业人士之间可以快速、高效地交流。

在医学领域,医生的言谈必须专业,必须会使用医学专业术语。然而这些医学专业术语对于普通的患者来说是陌生的,所以医生在面对患者及其家属时,应当主动地将深奥难懂的医学专业术语转换为通俗易懂的语言。

表2-1 患者日常用语与医学专业术语对照

患者日常用语	医学专业术语
晚上不能入睡	失眠
不想吃饭或吃饭较少	纳差(中医)/食欲不振(西医)
情绪低落,丧失兴趣	抑郁
恐惧不安,提心吊胆	焦虑
上腹不适,反胃想吐	恶心
肚子	腹部

医患沟通要求语言表达清楚、准确、简洁、条理清楚,避免用词不当、思维混乱、重点不突出和使用对方不能理解的术语等情况。医生应充分考虑患者及其家属的接受和理解能力,用通俗化语言进行表达,尽量减少使用专业术语,让患者及其家属能够听明白。

对于医生来说,使用专业术语进行说明最准确、最简明。但是,对于没有接受过正规系统医学教育的患者来讲,专业术语过多的说明患者难以听懂信息,医生需要通俗表述医学知识,这样患者才能与医生更好地沟通,共享信息。对于必须说明的医学专业术语,医生要多用图片、模型或录像形象化地解释说明。

医生在询问病史的过程中,尤其需要注意避免使用医学专业术语。医生不能自以为患者已经知道了一些医学专业术语。同样,医生也不能仅仅因为患者没有对你所使用的医学术语表示不理解,就想当然地以为患者已经理解了这些医学专业术语的意思。因为患者可能根本没有听见你说的医学专业术语,或者他们仅仅是通过语境去猜测医学专业术语的意思。

近年我在医院做管理调研时,时常看到临床科室病区墙上的健康宣教的内容中含有专业术语,甚至还有专业术语的英文简称。曾经在一家医院的肝胆外科看到一篇ERCP的介绍,曾经为临床医生的我大致了解ERCP是什么意思,但是无法清楚地说出具体的内容,而且很多非肝胆外科、消化内科的临床医生,他们和我一样对此一知半解。

经内镜逆行性胰胆管造影术(ERCP)是指将十二指肠镜插至十二指肠降部,找到十二指肠乳头,由活检管道内插入造影导管至乳头开口部,注入造影剂后X射线摄片,以显示胰胆管的技术。由于ERCP不用开刀,创伤小,手术时间短,并发症较外科手术少,住院时间也大大缩短,深受患者欢迎。

类似这样的专业术语介绍,患者和家属根本无法看懂,更谈不上理解了。当医院和医务人员给患者和家属传递的信息,他们不能理解时,会产生很多的疑问和困惑。患者和家属对医务人员告知的治疗方案也会产生不信任、不配合,可能对治疗效果产生不利的影响。

医生询问病史或进行医患沟通时,还应该注意书面语和口头语的运用。书面语和口头语是两种不同形式的语言。口头语是语言存在的最基本形式。从语言的起源和发展来看,口头语是第一位的。书面语源于口头语。书面语是用文字的形式来传递人们的思想、观点等信息。它要求句子结构完整、严谨、工整,符合语法规则和行文要求,在恰当传递信息的基础上进行一定的修辞。

口头语,也叫"口语",是口头交际使用的语言。一般来说,它比书面语灵活简短,理解时对语境的依赖性比较强,但不如书面语严谨。

书面语,也叫"笔语"或"文字语",是书面交际使用的语言。它是文字产生后逐渐形成的,一般来说,它比口语精确严谨,利于规范。

口头语自然、亲切、活泼、生动,而书面语庄重、严谨。在用词方面,口头语多用单音节词,俗语、俚语、熟语、歇后语、方言等都是口头语的常用语料。表达情感色彩的后缀成分、起到情态作用的重叠成分和表达语气口吻的语气词与感叹词在口头语中也用得比较多。

书面语包含了大量表示抽象概念的词语和术语,保留不少古汉语成分。另外,书面语常有一些与口头语中的单音节词相对应的双音节词,如给—给予,买—购买,看—观看,脏—肮脏,河—河流,树—树木。还有些词语,口头语可以用,书面语也可以用,称为

"通用词语"。如"盐巴"是方言,通常用于口头语,"食盐"是书面语,"盐"则是通用词语。

我国是多民族、多语言、多方言的人口大国,医生在与患者及其家属沟通交流时,还应当注意理解不同地区方言的含义。如果不能理解患者的方言含义,应当邀请能够准确理解方言含义的医务人员帮助翻译。据著名语言学家周有光先生统计,我国的56个民族共有80多种彼此不能通话的语言和地区方言。方言就是人们常说的"地方话",是在某个或大或小的地区通行的交际工具。方言是民族语言在长期的历史发展中分化出来的地域性变体。所谓地域性变体,自然是相对于民族共同语而言。

汉语方言自然是相对于普通话来说的。普通话通行于全国,是国家通用语言;方言通行于某几个省或某个省,或者更小的一个地区,是局部地方的通用语言。方言之间、方言和普通话之间"同中有异,异中有同",都是古老语言历史发展和分化的结果。

表2-2 重庆方言与普通话对照

重庆方言	普通话
丁丁猫	蜻蜓
偷油婆	蟑螂
瞎孔	腋窝
克膝头	膝盖
火瞟瞟的	烧灼般疼痛
扯噗鼾	打呼噜

二、恰当的提问方式

医生在对患者进行信息采集的过程中,不管医生怎么说和怎么做,患者都会讲出他们准备好的故事。然而,医生的行为举止、提问的方式和问题将极大地影响患者的回答以及反应。医生如何提问,对获得高质量、丰富的患者信息至关重要。

在整个医患沟通的过程中,医生对沟通的方式和内容有非常大的控制力。通过提问,医生将患者引向一个需要进一步探讨的领域,医生对患者的自由发挥施加一定的限制。但是医生自己往往没有意识到这一点。医生与患者进行沟通的过程中,可以采取封闭式提问和开放式提问,还可以从开放式提问到封闭式提问逐渐进行。开放式提问和封闭式提问有着各自的优点和缺点,医生要根据医患沟通的实际情况灵活掌握。

表2-3 封闭式提问与开放式提问的优点、缺点比较

项目	封闭式提问	开放式提问
优点	沟通容易控制	患者主动叙述
	时间较短	医生注意倾听
	澄清问题	了解较多信息
	关注细节	关注患者感受
缺点	医生思考提问	沟通容易失控
	患者被动回答	时间较长
	容易遗漏问题	需要丰富技巧
	关注身体疾病	需要提炼总结

封闭式提问的问题是那些特定的,并且通常可以用一个词来回答的问题,比如回答"是"或"不是"。这种问题的答案被提问者限定在很窄的范围,患者通常只需用一两个字或词来回答,不需要发挥。

大部分医生询问患者病史的第一句话一般是:"请问您哪里不舒服?"立马关注患者生病的脏器和部位,更多考虑的是患者身体的疾病,是单纯生物医学模式的思维方式。患者的回答多半是某个脏器和部位有什么不舒服。一开始就采用封闭式提问的方式,过早地局限了患者的叙述,很多时候患者回答的第一个问题往往不是主要的症状和体征。

封闭式提问举例

沟通背景:老年男性患者因夜尿次数增多到医院门诊就诊,导医将患者分诊到泌尿外科门诊。

患者:"我最近经常起夜排尿。"

医生:"每天晚上大约几次?"

患者:"有时候一两次,有时候三四次。"

医生:"排尿顺畅吗?"

医生:"排尿开始有困难吗?"

医生:"之后有滴尿的现象吗?"

以上案例提问的方式是典型的封闭式提问。当患者主诉起夜排尿时,医生主观地判断患者可能存在泌尿系统的疾病。然后,均采用封闭式提问的方式询问患者。医生

询问:"每天晚上大约几次?"患者回答:"有时候一两次,有时候三四次。"医生询问:"排尿顺畅吗?"患者回答"是"或"不是"。医生询问:"排尿开始有困难吗?"患者回答"有或没有。"医生询问:"之后有滴尿的现象吗?"患者回答"有"或"没有"。患者主诉起夜排尿,医生通过一系列的封闭式问题,首先考虑患者可能患泌尿系统疾病,因为患者为男性且年龄较大,可能就逐步怀疑为前列腺增生症的主要症状。

封闭式提问对于澄清关键点,以及筛查未被涉及的领域都十分必要,但是只有在引出患者对问题更宽泛的看法之后,才能更有效地实现目标。

开放式提问与封闭式提问正好相反,是导出一个探寻的范围,而不过分限制回答或集中问题方向。开放式提问也会引导患者到一个特定的范围,但是允许患者的回答更为随意,并且提示患者自由发挥。

如果医生询问患者病史的第一句话是:"请问您需要什么帮助?"或者"请问您来医院希望解决什么问题?"患者可以将自己内心希望得到的帮助和希望解决的问题都说出来,可以避免医生过早地关注患者某一个生病的脏器和部位。这样的提问方式,有利于患者将身体、心理和社会等问题都提出来,真正地体现了生理—心理—社会的医学模式思维方式。

开放式提问举例

患者:"我最近经常起夜排尿。"

医生:"是吗?"

患者:"我还喝很多水。"

医生:"哦。"

患者:"我母亲有糖尿病,您觉得我会是糖尿病吗?"

以上案例提问的方式是典型的开放式提问。当患者主诉起夜排尿时,医生没有去主观地猜测患者可能患了某种疾病,而是耐心地倾听患者的叙述。患者不但意识到自己起夜排尿,同时还有喝很多水的情况,这就意味着患者所患疾病可能不是泌尿系统疾病。接下来,医生还是耐心地听患者叙述。患者主动地提及自己的母亲有糖尿病的病史,怀疑自己是否也患上了糖尿病。通过开放式提问,患者叙述了更多自己疾病的症状和家族病史。这个案例中,通过封闭式提问医生更多虑前列腺增生症的可能性,通过开放式提问医生更多考虑糖尿病的可能性,从而避免了疾病的误诊。

医生如何在医患沟通的不同时间节点有意识地选择封闭式提问或开放式提问至关重要。从开放式提问开始,然后再逐渐过渡到封闭式提问,被称为从开放式提问到封闭式提问的圆锥模式。医生首先采用开放式提问,从患者角度获得问题的总体概貌。然后,虽然还是采用开放式提问,但应逐渐锁定特定的问题。最终用封闭式提问引出患者可能忽视的其他细节。

开放式提问的运用,在探寻任何问题的开始时都非常关键,它是一种信息采集的技巧。而在医患沟通中医生最常见的错误往往是过快地由开放式提问转入封闭式提问。采用封闭式提问过早询问患者提出的第一个问题,会阻碍医生发现患者希望讨论的更多话题,医患沟通很快从以患者为中心转向以医生为中心的模式。

在医学会谈的过程中,开放式提问的主要优点有:

一是鼓励患者更完整地讲述自己的故事,提供更有价值的线索。采用封闭式提问,医生更多地控制了患者的回答,但信息获得受限。相反,开放式提问却鼓励患者自由回答问题,因此其能够提供更多有价值的信息。

二是避免封闭式提问掉入黑暗的陷阱。在封闭式提问的方式中,医生是主导。医生必须认真地考虑哪方面的问题值得探寻,然后再提出恰当的问题。很明显,这样所获得的信息只与医生自己认为可能相关的特定方面有关,而医生有可能会遗漏关键内容。在开放式提问中,患者可能会提到医生没有考虑到的内容。

三是让医生有足够的时间和空间来倾听和思考,而不只是问下一个问题。在封闭式提问中,医生必须一个问题接一个问题地提问。医生无法倾听和思考患者的回答,而是忙于设计下一个问题,以使会谈继续下去,这反而阻碍了医生听取重要的信息。开放式提问让医生有时间更仔细地思考患者的回答,并从中寻找有用的线索。

四是拓宽医生诊断思维。除非医生在信息采集的开始使用开放式提问,否则就很容易将诊断局限在一个过于狭窄的询问范围。开放式提问使医生有更多的时间来思考解决问题的方案,以及方案的理论依据和假设基础。相反封闭式提问却很快导向对特定疾病的探索,且很可能被证明是不准确的,医生也会陷入死胡同。

五是有助于在疾病和患病两种框架中探寻。开放式提问鼓励患者从他们自己的角度出发讨论疾病,以自己的方式用自己的语言讲述他们的故事。患者可以从自己的角度选择什么是重要的,而医生可以更好地理解患者的患病体验,即他们的想法、担忧和期望等。

六是建立一种患者参与而不是医生主导的模式。过早地用封闭式提问一个个问题,会将医患沟通从以患者为中心的模式转向以医生为中心的模式,一旦如此,患者会倾向于保持更被动的角色。开放式提问允许患者更主动地参与,鼓励患者自由发挥,也使医生更愿意倾听患者的叙述。

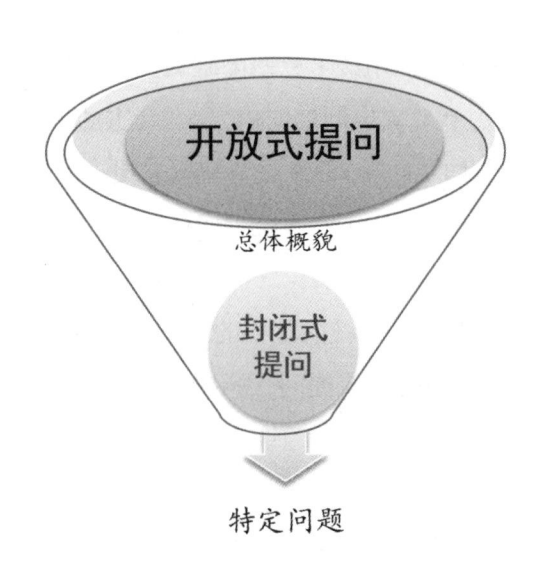

图2-1 从开放式提问到封闭式提问的圆锥模式

为什么在转向封闭式提问之前保持开放式提问会使信息采集效果最大化？不妨来看一下，如果我们针对同样场景采用两种不同的提问方式，会发生什么情况。

基于封闭式提问的接诊过程可能是这样的：
医生："现在来谈一下您的胸痛，疼痛的位置在哪里？"
患者："呃，在前面这里"（用手指胸骨部位）。
医生："是什么样的疼痛，是钝痛还是锐痛？"
患者："相当锐利的疼痛。"
医生："您采取了什么应对措施吗？"
患者："用了些抗酸剂，但好像不太管用。"
医生："疼痛还连带别的地方吗？"
患者："没有，就是这里痛。"

在最初采用开放性的提问方式可能会传递出完全不同的信息：
医生："和我谈谈您最近以来的胸痛吧。"
患者："胸痛是最近几周才变严重的。我总是有点消化不良，但都没有像这次这么严重。我感到这里很尖锐的痛（指向胸骨部位），还老是打嗝，嘴里有非常讨厌的酸味。如果我喝上一两杯酒的话就更糟糕了，连觉都睡不好。"
医生："我知道了。能再多谈谈这个问题吗？"
患者："我怀疑这是不是因为我吃了治疗关节病的药物引起的。关节病加重了，我吃了布洛芬。我必须能走路，需要照顾孩子和所有的事。"

上述案例中,如果医生从一开始就采取封闭式提问询问患者,很容易从胸痛联想到冠心病或者心肌梗死。采用开放式提问的时候,患者会主动地讲述自己的故事,患者对自己的身体情况比医生更加了解。患者会逐渐地叙述更多有关疾病的症状和情况,还说到了自己服药的原因是关节病加重,最后还会说到自己的孩子需要照顾和家务需要料理。

在医患沟通过程中,对于医生来讲很重要的是逐步集中焦点。医生需要逐渐增加特定的开放式提问,并最终转向封闭式提问,探究细节。如果一些内容没有在患者的叙述中出现,医生就需要运用封闭式提问来了解这些特定的内容,更详细地分析症状,询问功能方面的内容。

随着沟通的进行,疾病某些重要方面的内容可能不会出现在患者的叙述中,医生从开放式提问逐渐转移到封闭式提问可以保证这些方面的内容被引出。同样的,也可以在开始时用比较直接的开放式问题,然后在必要时不断增加封闭式提问。

"您能形容一下疼痛是什么样的吗?"
"是像针刺一样的疼痛吗?"
"您担心那可能是什么?"
"您担心是癌症吗?"

需要注意的是,医生的封闭式提问不能太过聚集,否则医生很容易向患者提出不恰当的封闭式问题。医生对自己或患者提出的问题可能已经预先想好答案,然后再用提问来验证自己的预先假设。

三、积极倾听患者讲述

倾听,属于有效医患沟通的必要部分,以求医患双方思想达成一致和感情的通畅。狭义的倾听是指听觉器官接受语言信息,通过思维活动达到认知和理解的全过程;广义的倾听包括文字交流等方式。医生在医学会谈的过程中,不但要善于提问,还应该积极地倾听。倾听是医生在医患沟通中的主要技能,积极倾听是可以训练出来的。

在《共创式教练》一书中,劳拉·惠特沃思讲述了在教练领域中经常用到的三个倾听层次,同样适用于医生与患者之间进行的沟通交流,医生应该认真地倾听患者的讲述。

第一层次是内在倾听。医生更多是关注自己,用耳朵在倾听,听到的是患者的口头语言,了解的是患者表达的内容。如果医生在医学会谈的过程中用到这一层次的倾听,仅仅是从自己的经验和需求出发进行倾听。医生会着重听那些有利于自己假设的内容,收集用来印证或排除自己判断的证据。

第二层次是专注倾听。医生更多是关注患者,用眼睛在观察,听到的是患者口头语言,观察到的是患者肢体语言,了解到的是患者传递的信息。当医生使用这一层次倾听时,医生的焦点在患者身上,专注地倾听,并试图理解对方。医生通过点头认可、提问、澄清、反思、支持以及解决问题等方式,表明他在倾听。

第三层次是整体倾听。医生不但关注患者,更关注患者的意图,用心在感受。不仅能听到患者的口头语言,观察到患者的肢体语言,还能感受到患者内心的感受,与患者进行情感交流。医生在倾听的过程中,要注意观察患者的语调、态度和表达的变化。这使医生对患者的观察更丰富、更全面,更能够真正地了解患者来到医院的目的。

实际上,积极倾听既有主动性,又有很高的技巧性。有四个技巧可以帮助医生提高在医学会谈过程中的倾听效果。

第一个倾听的技巧是恰当的肢体语言沟通。肢体语言主要包括医生的仪容仪表、目光接触、面部表情、行为举止、身体接触和语音语调等。医生乐意倾听患者叙述的意愿大都可以通过肢体语言表现出来,这些肢体语言会即刻向患者强烈地暗示医生对患者以及患者的问题感兴趣。

表2-4 肢体语言

肢体语言	具体内容
仪容仪表	着装、发型、头饰、化妆等
人际距离	亲密距离、个人距离、社交距离、公众距离等
面部表情	微笑、哭泣、恐惧、担忧等
目光接触	俯视、平视、仰视等
语音语调	音调、语速、音量、节奏、沉默、停顿等
身体姿势	站立、行走、挺直、放松等
身体接触	握手、抚摸、拥抱、检查等
时间使用	早到、迟到、按时、超时、行色匆匆、反应迟钝等

医生的肢体语言中，最重要的是目光接触。医生在努力理解患者的问题时，很容易因为记笔记或者用电脑而分心，而缺乏目光接触，容易被患者误解为缺乏兴趣从而影响开放式沟通的氛围。目光接触可以使患者推断医生是否准备参与并倾听。如果没有目光接触，患者就会做出必要的努力，以争取医生重新注视他，这样所提供的信息数量和质量都会下降。

近几十年来，电脑已演变为医患互动中的"第三者"，并深刻地影响着患者体验。医生进入诊室后经常会先坐到电脑前。大多数时候，医生更专注在电脑上打字，而忽视了与患者的沟通交流。相关研究表明，在医生接诊患者的过程中，医生凝视电脑屏幕的时间占25%～40%。医生和患者之间若缺乏目光交流，会明显降低患者满意度。

现在医院的门诊诊室，感觉有越来越多的医生只顾盯着电脑上的文字和数字，不看患者的脸，不与患者进行目光接触，也不注重自己的面部表情。他们似乎忘记了自己可以观察患者的脸色与表情，以及患者从踏进门诊诊室到坐上椅子这个过程中的神情举止，可以掌握许多重要信息。同时，他们也忘记了这是建立良好医患关系的基础。

医生过于依赖电子病历时，会与患者产生疏离感，不少医生表达了对日益加重的电子病历录入负担的不满。医生平均每次诊疗活动要点击鼠标200次。医生一边打字一边与患者谈话并对其病情进行诊断时，他们的认知处理能力会受到怎样的影响？医生一边打字一边给患者看病，就像司机一边发短信或打电话一边开车一样，都属于一心二用。

医生在诊疗过程中若使用电脑，可以运用一些策略来巩固医患关系。这些策略的运用可以缓解医生的文档录入负担，并改善患者体验。

将门诊诊室布置成适合"患者—医生—电脑"三方沟通的模式，让医患双方都能很方便地看到电脑屏幕。可以使用笔记本电脑或移动式屏幕，或者将屏幕固定于医患双方均可看见的位置。电脑位置设定的重点是促进患者参与，让患者在加入或发起讨论时，能够在电脑上查看、指出或强调相关项目。

患者走进门诊诊室，医生要进行主动问候和自我介绍，医生在使用电脑前要明确告知患者使用电脑的作用，帮助患者理解为什么在整个诊疗过程中医生一直在使用电脑。当患者开始敞开心扉谈论自己的情绪时，如果医生能够将手从电脑前移开，并将电脑推到一边，同时将身体和眼睛都转向患者，并全神贯注于患者，就可以和患者建立良好的信任关系。

电脑可以向患者提供额外的健康教育,从而促进治疗方案的制定。医生需要核实患者的文化水平、所用语言和视力情况,以发挥电脑的最大功用。使用电子病历时,医生可以预先准备患者须知,以及药物作用、副作用、随访预约、健康教育等相关信息。医生将电脑屏幕移到靠近患者的位置,并指出相关的内容,可以让患者了解到重要的医疗信息,同时感受医患之间的合作氛围。

医生的形象和衣着能影响医患沟通的效果。在我国,很多医生都穿白大褂,但这些白大褂常常是皱巴巴的,或是带有污渍。这会使患者觉得医生粗心甚至不称职。医生应该着装整洁,佩戴写有姓名和职务(如主治医生、住院医生等)的胸牌。这样的穿着表明你对患者及对医生职业的尊重。与服务员、业务人员或是公务员一样,医生同样也是面对大众的专业人士,医生的穿着表明了对患者的尊重。

第二个倾听的技巧是关键时刻的适当沉默。在医学会谈中,医生常会因为关注自己想了解的问题而忽视患者在说些什么,也可能因过于专注于思考如何组织下一个问题,而分散了倾听的注意力。有时,医生会打断患者的叙述,未能留给患者足够的时间来回答问题。在医患沟通中,当患者需要回答某个问题时允许其进行片刻思考,对整个医学会谈的开展十分有价值。

因此,医生在医学会谈中关键时刻保持适当沉默,允许患者有思考时间,不打断患者提供更多叙述,那么医生就会有更多倾听和思考的时间,医患沟通也会更加自如。

第三个倾听的技巧是及时的辅助语言回应。尽可能不打断患者的叙述会对医学会谈产生积极的影响。医生除了用点头示意、专注表情、身体姿势等肢体语言暗示患者自己在积极倾听外,还可以使用一些中性的辅助语言来提示患者继续叙述他们的经历,比如"是""嗯"或者"我明白了""继续说"。重复患者所说的最后几个字也会鼓励其继续叙述。医生用自己的语言表述患者信息背后隐藏的内容或者感受,也会鼓励患者继续讲述。

第四个倾听的技巧是觉察言语和非言语的暗示。这个倾听的技巧不但需要医生认真地倾听,还需要医生敏锐地观察。患者的想法、担忧和期望经常是通过非言语线索和间接评论表达出来,而不是直接讲述出来。暗示常常在患者说明自己的问题时起到重要提示作用,因此,医生需要在医学会谈开始时就辨别这些暗示。错过这些暗示或医生根据自己的理解而不向患者核实,都是危险的行为。经医生辨别的暗示和假设需要向患者核实并在医学会谈中得到确认。

提取并验证言语暗示：

"您提到您的母亲患有类风湿关节炎。您认为您会得这个病,是吗?"

提取并验证非言语暗示：

"听您的解释,我感觉您过去不是很快乐,对吗?"

重复暗示：

"生气……""可以做些事情……"

直接提问：

"那件事情让您感觉如何?"

大量研究表明:医生经常在患者开场陈述之前打断患者,平均是在18秒后。在一个实验中,在51次接诊中有31次是医生在患者讲出最初的担忧后就被打断,显然医生假定第一个主诉就是主要的一个。患者表述问题的先后顺序和问题的临床重要性无关。被允许完成开场陈述而不被打断的患者,绝大部分用时不足60秒,即使鼓励他们继续,也没有一个超过150秒。

医生在医学会谈的过程中,积极倾听患者的叙述有很多优点。一是让患者感受到医生对自己感兴趣,增强了对医生的信任感,愿意与医生分享自己疾病相关信息。二是积极倾听患者讲述他们自己的故事,能够收集到更多患者的相关信息,有利于对疾病的诊断和治疗。三是避免医生做出盲目的假设并寻找相关证据。四是减少会谈后期才询问出主诉的情况。五是同时倾听患者对疾病和患病的看法,从生理、心理和社会等方面全面了解患者。六是观察患者的情绪状态。七是医生不必思考下一个询问患者的问题。八是更仔细地观察和发现患者言语和非言语的暗示。

积极倾听而不打断对于那些对健康或者疾病的看法和感受都相对模糊的患者,也是非常有帮助的。给这些患者一点空间,让他们有时间弄清楚到底希望和医生讨论什么,希望在医院解决什么问题。

四、及时澄清与有效确认

在医患沟通的过程中,当医生发现患者陈述不清或者陈述需要补充时,及时澄清模糊的内容并且有效确认具体细节,是一种重要的信息采集技巧。在患者对开放式提问进行最初的回应之后,医生需要促使患者的陈述更准确、更清楚、更完整。患者的陈述常常可能有两方面的意思,重要的是要确认患者所指的是哪一方面。

及时澄清常常是开放式提问。

"您能解释一下头晕是什么意思吗?"

封闭式提问对于澄清关键点具有重要的作用,但只有引出对问题更宽泛的看法后,才能更有效地实现目标。

"您说的头晕是感觉房子在旋转那样吗?"

医生还需要通过进一步的开放式提问,与患者验证你所发现的他们希望讨论的所有问题,而不是假设患者已经提及了他们所有的困难。

"您最近感觉头晕和头痛。还有别的什么问题困扰您吗?"

如果患者继续讲述,医生应当继续倾听直到他们再次停止。然后重复澄清过程,直到最后患者说他们已经讲完。

"您还感到很疲乏、易怒并且怀疑您贫血。还有别的吗?"

有效确认是有意采取的步骤,就已经收集到的患者信息,做一个明确而详细的话语确认,这是医生采集患者信息时最重要的一个技巧。在医学会谈过程中周期性地运用有效确认,可以帮助医生完成两项重要的任务,即确保患者信息采集的准确性,并且对患者陈述进行积极的回应。

"那么根据我的理解,您一直头痛和头晕,同时还感到疲乏、暴躁易怒和情绪低落,您担心自己可能是贫血。我说得正确吗?"

有效确认不仅能使医生收集患者信息更加准确,同时也能拓宽对患者的理解。有效确认是一个非常好的沟通方式,伴之以停顿和倾听,是使患者继续讲述而不受医生外加指令影响的重要方法,使患者进一步解释他们的问题和想法。

医生:"看看我的理解是否正确?您以前有消化不良,但最近出现新的问题,前胸尖锐疼痛、嗳气和酸味。它们让您无法入睡,饮酒会加重,您怀疑要归咎于止痛药。对吗?"

患者:"是这样的。我现在可不能病倒,因为孩子病重,我不知道该怎么应付。"

在医患沟通过程中,医生进行及时澄清和有效确认,对患者的好处很多:清楚地表明医生在积极倾听;表示医生对患者说的话感兴趣,医生要注意正确理解问题,对患者予以肯定;以一种合作的方式来解决问题;允许患者验证医生的理解和想法;给患者机会来肯定或纠正医生的理解,并补充遗漏的信息;邀请患者继续解释他们的问题和想法;表明医生不但关注患者的疾病,还关注患者患病的感受。

及时澄清和有效确认,对医生而言也有很多的优势:核实患者信息的准确性,最大限度地使信息采集更加准确,并纠正误解,促使医患双方相互理解;为医生提供时间回顾已经收集到的信息;使医生的思考更加有序,对不太清楚的问题能心中有数,并明确进一步要探寻哪些方面的信息;有助于医生记忆所收集信息;使医生能够区分患者的疾病和患病,并从这两个方面去思考。

第3章
医患沟通核心技能

建立合作伙伴关系和管理医患沟通过程是医生在医患沟通过程中的核心技能,是贯穿整个医患沟通过程的脉络,对有效地完成接待患者、采集信息、体格检查与辅助检查、病情告知与治疗方案和结束就诊等医患沟通任务起到了至关重要的作用。建立合作伙伴关系和管理医患沟通过程是将医生与患者会谈的各个部分紧密结合的黏合剂。

医生与患者建立合作伙伴关系是医学模式转变和医患关系转型的必然趋势,医患沟通要从过去的"医生主导"逐渐转型为"患者参与"。如果不建立合作伙伴关系,这些具体的医患沟通任务实现起来会变得更加困难。建立和谐的合作伙伴关系,对有效医患沟通的实现是极其重要的。

医患沟通不同于两个朋友之间的社会性闲聊。它不是盲目的或偶然的会谈,而是专业人士和当事人之间精心策划的讨论。在此过程中,双方的言行常常根据彼此默认的传统、规则和习俗,以特定的模式进行。医生在医患沟通时有效管理医患沟通过程,对在有限时间内进行有效沟通能够产生积极的促进作用。

一、建立合作伙伴关系

建立合作伙伴关系的概念意味着医生和患者之间平等的关系,共同参与疾病诊断和治疗。建立合作伙伴关系不仅仅是出于医患沟通的考虑,也是出于长期的医疗实践考虑。在许多情况下,医患之间的关系,由一次医患沟通拓展开来,经过许多次会面后发展成为持续的关系。历经数年而发展起来的医患间相互信任的关系,被很多医生看成他们工作获得的最好奖赏。

患者希望他们的医生医术高超,知识丰富,也希望能和医生建立合作伙伴关系,感到被理解,感到在逆境中得到支持。建立合作伙伴关系使患者能够讲述他们的故事,解释他们的担忧,从而提高患者满意度,避免医患之间的误解和冲突。医患之间建立良好的合作伙伴关系,患者对医生更加满意,医生的挫折感会减少,而对工作的满意度会增加。

曾经在一家民营的肾脏专科医院,我看见一封来自一位慢性肾功能不全患者的感谢信:我喜欢这里的医生,喜欢李主任的渊博睿智,喜欢张主任的平易近人,喜欢杨主任的含蓄儒雅,喜欢刘主任的侃侃而谈,喜欢杨医生的文质彬彬,喜欢仝医生的"言而无信",喜欢王医生的伶牙俐齿,喜欢吕医生的不慌不忙,喜欢王医生的"小肚鸡肠",喜欢黄医生的傻乎可爱,还喜欢申医生的踏实本分。

我喜欢这里的护士,喜欢护士长的亲切热心,喜欢陈护士的古道热肠,喜欢小颜姐的善良腼腆,喜欢小祝的甜美、小麻的冷艳,喜欢李护士的温文尔雅,喜欢张姐的严肃认真,喜欢小仝的直爽、小宋的谨慎、小韩的机灵古怪、小王的洒脱不羁。

这里给我留下了太多太多美好的回忆,每一天都恰似那璀璨的珍珠,串成了我生命中最刻骨铭心的时刻。

医生与患者是一对亲密的合作伙伴,他们共同面对的敌人是疾病。医患之间不能良好沟通,就无法发现善于伪装的疾病真相。没有良好的沟通,就无从建立信任。没有信任,一切矛盾由此而产生。建立合作伙伴关系就是医生愿意去理解或体验患者对生病和疾病的看法,就好像自己就是那个患者,与患者的情绪同步,越共情患者,就越能了解对方的世界。

建立合作伙伴关系主要包括两个方面:一是融洽的医患氛围。患者最满意的医学会谈,是医生在不支配并表现出友好和兴趣的气氛中,鼓励患者讲出生理、心理和社会方面的问题。二是患者主动参与。随着社会的发展,患者越来越希望参与到疾病诊断和治疗方案的讨论中,患者的主动参与会促进患者配合度和依从性的增加。

融洽的医患氛围是医生与患者间产生信任的根源,而信任是良好医患沟通的基础。融洽的医患氛围主要有三个技巧:一是接受患者;二是换位思考;三是情感支持。

接受患者就是承认患者拥有自己的想法和感受的合理性,以及重视患者的作用。医生对患者表达看法后的最初反应不是立即安慰、辩驳或同意,而应是对患者的叙述给予接受。

接受患者所强调的是,承认并接受患者的情绪和想法,无论患者的想法或情绪是什么,出自何处。值得注意的是,这里所说的接受并不意味着医生必须同意患者的想法,而是去倾听并且承认患者的情绪或者观点。这种方法对建立合作伙伴关系很有效,因为它通过患者对疾病的看法和理解而建立了一个医患之间信任的基础。

医生与患者会谈的初期就不加评判地接受患者的想法和情绪可能并不容易,尤其是当医生的认知与患者想法不一致时。医生可以通过承认和重视患者的观点,而不是立即反驳,给患者支持并增进与患者的关系。接受患者的核心是承认患者有权利拥有自己的想法和感受。这样有助于患者明白,他们对疾病有自己的想法和情绪不仅是合理的,而且向医生表达出来也很重要,这样医生就能意识到并重视患者的想法和需求。

接受患者有三个重要的功能:一是支持性地回应患者对疾病感受或想法的表述;二是辅助性的回应以更好地理解患者对疾病的想法和感受;三是重视患者和患者的意见,即使他们的感受或担忧看起来并不正确甚至是错误的。

医生与患者进行医患沟通的过程中,可以通过重复或总结、理解或回应、感谢患者的表述或者继续耐心倾听患者讲述等技巧来接受患者对疾病的感受、想法或者担忧。

患者是一位20岁左右的男性,出现肚子胀后,来到医院就诊。医生与患者进行医学会谈的过程中,通过多种会谈技巧来接受患者。

患者:"医生,我想我可能得了癌症。最近我肚子胀得难受。"

医生:"所以,你担心你肚子胀是癌症引起的。"(第一种技巧,通过命名、重复或总结,承认患者的想法)

医生:"我能理解您想查清楚是不是这么回事。"(第二种技巧,通过表达理解或回应,承认患者有权利这样去感受或思考)

医生:"谢谢您告诉我这些,这对我了解您的担忧非常有帮助。"(第三种技巧,承认患者向医生表达他们自己的观点很有价值)

患者:"是的,医生您知道吗?我的母亲40岁时死于肠癌,我记得她经常肚子胀气,所以我担心我也得了这个病。"(第四种技巧,当患者停顿时,通过耐心的沉默和恰当的肢体语言,鼓励患者继续表达自己的担心)

在医患沟通的过程中,区分接受患者的感受、想法和同意患者的感受、想法非常重要。接受患者的感受和想法并不等同于同意患者的感受和想法。假如患者的感受和想法和医生的感受和想法不一致时,医生可以在医患沟通过程的稍后一些时候,经过适当的考虑以后,提出自己的看法,纠正患者对疾病的误解。

继续前一个案例：

患者说："医生，我想我可能得了癌症。最近我肚子胀得难受。"对比医生几种不同的回答来区分是否接受患者或者反驳患者。

医生："喔，我们都会有胃肠胀气，但是像您这样的年纪，这不会是癌症的信号，您注意到其他有什么不舒服吗？"

患者："好的，我只是感觉饭后肚子比较鼓胀，并且在晚上不停地打屁。"

医生："这听起来没有什么可担心的。"

在医生与患者的会谈过程中，医生否定了患者对疾病的担心，并且过早地安慰患者，让患者不必担心。尽管医生的这种判断可能是正确的，但是会让患者认为医生不认同自己对疾病的感受和担忧，在接下来的医患沟通中将尽量不提及自己对疾病的看法。

医生可以换一种方法，来接受患者对疾病的想法和担忧。

医生："所以您担心胃肠胀气可能是由癌症引起的。"

（暂停）

患者："是的，医生。你看我的妈妈就是在40岁死于肠癌，我记得她就是经常腹胀。"

医生："我明白您的担心了。我们要仔细检查，告诉我您还有哪些症状，然后我会做一些检查来看您是否正常。"

在此，要强调的是医生听取患者担忧的重要性，不要去反驳患者的观点，或者对患者进行过早的安慰。

医生与患者进行沟通的过程中，不但要接受患者对疾病的想法和担忧，还要接受患者的情绪反应。例如，当一个丧偶患者说起自己死去的丈夫："我对他很生气，他怎么能这样丢下我不管？他甚至没有留下遗嘱。"这时医生就需要接受患者的情绪反应。

医生："所以，您对丈夫丢下你不管，并且没有留下遗嘱而生气。我能明白这肯定让你很伤心。"

（暂停，给患者时间和空间继续诉说）

患者："是的，是这样。我现在很孤独，而且很生气他丢下我就去了。后来，我又为生他的气感到内疚。医生，我是不是疯了？"

医生："您出现的这些情绪确实需要我们为您做心理调适，我很高兴您能表达出来。"

（暂停）

在医患沟通的过程中,医生如何发现患者对疾病的想法、担忧和期望有三个步骤。第一步是确定患者的想法,发现并倾听患者对疾病的想法、担忧和期望;第二步是接受患者的想法,承认患者的观点以及他们拥有这些观点的权利而不必同意他们的观点。在医患沟通时,可以停顿一下,让患者继续讲述自己的故事。第三步是向患者解释医生的观点和对问题的理解,建立双方共同理解的基础。

接受患者使医生有可能保持对患者的开放状态,它排除了医生判断性的评论,强化了医生心中一个试探性的框架,防止医生不成熟的结论或患者防御性的反应,并建立双方共同信任和理解的基础,有利于医患沟通的顺利进行。

换位思考就是产生同理心,又叫作共情。换位思考指站在对方立场设身处地思考的一种方式,即在人际交往过程中,能够体会他人的情绪和想法、理解他人的立场和感受,并站在他人的角度思考和处理问题。共情就是能够理解和分担患者精神世界各种负担的能力,要求医生能够进入患者的精神世界,以更好地理解需要帮助的患者。共情不应该与同情相混淆,同情是感到可惜或者关心,是站在患者以外的角度。

换位思考的关键就是医生站在患者的角度去理解患者的感受和想法,并且要公开地向患者表明医生的这种立场,以便让患者感受到医生的理解和支持。医生还必须向患者表达他站在患者的角度能够理解患者的感受和想法,这能缓解患者在患病时的孤独感和无助感,其本身就有很好的治疗效果。医生换位思考还能促进患者开放,使患者讲述出更多对疾病的想法、担忧和期望。

"我能看出来您丈夫的记忆丧失让您非常难以应对。"
"我能体会到要您讨论这些有多困难。"
"我能感觉到您对自己的疾病有多懊恼。"
"我能看得出您被他的行为弄得非常心烦。"
"我能理解,知道疼痛还可能不断反复,对您来说一定很可怕。"

医生进行换位思考并向患者表达胜过千言万语。医生运用面部表情、距离靠近、身体接触、语音语调或者沉默等方法,都能向患者表明,医生对他们的处境比较关注。最有用的表达,是那些支持性的评论,特别是将医生的"我"和患者的"您"具体联系起来的评论。

情感支持就是医生在与患者沟通的过程中,通过语言和肢体动作对患者表达出支持的态度和行动。医生对患者的职业情感支持主要体现为对患者的关心、能够理解患者的行为、愿意帮助患者解决问题、与患者共同面对疾病或困难、认可患者所做出的努力、对患者的反应保持敏感等。

体现关心：对疾病带来的痛苦或者治疗对生活带来的不方便，体现出医生对患者的关心。

"您的胳膊现在由绷带固定着，我担心今天晚上您回家后，一些生活琐事可能无法处理。"

表示理解：医生对患者的情绪反应表示能够理解，并且让患者感受到医生已经了解和关注到了他的情绪反应。

"我当然理解您对医院取消了您的手术有多生气。"

愿意帮助：医生希望患者能够将疾病带来的痛苦、心理压力和家庭或社会上遇到的困难，坦诚地告诉医生，医生在力所能及的范围内提供帮助。

"如果还有什么我能够为您做的事情，请告诉我。"

"虽然我说我们不能治愈癌症，但我可以帮助治疗癌症所引起的症状，所以，如果发生任何事情，请立即告诉我。"

共同面对：医生与患者是一对亲密的合作伙伴，他们共同面对的敌人是疾病。让患者感受到医生时刻陪伴在自己的身边。

"我们必须一起努力战胜疾病，让我们一起来看看有哪些可以选择的治疗方案。"

认可患者：对患者为了疾病所付出的努力和恰当的自我照护，医生及时地表现出认可。

"我认为您在家里处理得很好，尽管还有一些专业的问题需要帮助。"

保持敏感：医生对患者的言语行为和情绪反应应当保持高度的敏感，及时告知患者，自己已经意识到这些问题。

"我注意到您刚刚皱了下眉，是否有什么不适，可以告诉我吗？"

患者主动参与就是在制定疾病诊断和治疗方案的过程中，患者及其家属主动与医生一起探讨，更加增强了患者及其家属的积极性和主动性。

在疾病诊疗过程中，疾病的正确诊断是最关键的，它决定着能否治愈疾病，让患者恢复健康,同时诊断技能也是临床医学的精髓部分。凡是优秀的医生都深知,正确的疾病诊断离不开获取足够多的患者相关信息,并把这些信息经过特定的思维方式加工、整理及排序,再用一定的辅助检查结果分析和验证,最后得出疾病诊断结论,这才是一个较为完整、科学的临床思维程序。

医生诊断疾病时需要患者的三类信息:第一类是病史和个人相关信息,需要医生有良好的语言沟通能力;第二类是体格检查信息,需要医生具备专业的体格检查技能;第三类是辅助检查信息,这需要医生具有一定的临床思维能力和临床经验。在这三类信息中,前两类更重要但获取难度大。第三类辅助检查得出的结论一般是直接的较为准确的指标信息,较前两类更容易获取。要想获得足够多的前两类信息,除了需要医生具备较强的沟通技能外,更需要患者主动参与提供病史信息和体格检查的信息。

患者的主观感受和提供的信息对疾病的诊断有着极其重要的作用。医生一定要牢记一点,患者并不一定会优先告知对疾病诊断有帮助的急需信息。医生需要做的就是倾听患者的讲述,跟着患者的节奏,一步一步收集所需要的信息。医生对患者进行体格检查和辅助检查也需要患者的主动配合和积极参与。

随着患者的风险意识逐渐提高,医生应更加关注患者及其家属参与治疗方案决策的意识,这是现代社会医疗实践中的一个重要因素。

目前,医患关系的基本模式已经逐渐从"主动—被动型"向"共同参与型"过渡。从医学法律的角度来说,患者需要了解不同医疗行为的潜在风险和利益,并且进行权衡利弊后,对医生提出的治疗方案做出同意才有效。然而,若患者不能够明白展示给他们看的复杂信息和数据,他们就无法实现其决策的权利。因此医生需要向患者解释这些复杂的信息和数据,让他们能够理解不同的治疗方案,然后同医生一起做出最终的决定。

医生与患者共同决策模式的关键要素有四点:一是至少有医生和患者两方参加,患者的亲人或朋友也可以参与其中,也可以有更多的医生参与。比如,在癌症患者治疗方案的讨论中,可以有外科医生和肿瘤科医生参加。二是参与双方共同分享相关信息。三是参与双方尽量就首选的治疗方案达成一致。四是治疗方案的实施应建立在双方达成共识的基础上进行。

脑卒中患者偏瘫后需要在医院、社区或家中进行较长时间的康复训练,在康复医学科医生、护士和康复治疗师的团队对患者进行评估后,需要召开家庭会议讨论患者康复训练目标和康复训练方案。

参加家庭会议的成员主要包括医方和患方,医方主要是医生、护士和康复治疗师,患者主要是患者、家属和陪护。医生首先将患者的疾病情况和功能状态与患者进行沟通交流,并询问患者、家属对长期康复训练目标和短期康复训练目标的要求。然后医生根据专业的判断阐述可能达到的康复训练目标和康复训练方案。最后医患双方就康复训练目标和康复训练方案达成初步一致意见。

偏瘫患者康复训练是一个漫长甚至终生过程,如果没有患者、家属、陪护的积极参与,很难取得良好的康复训练效果。

患者参与治疗方案的决策后,才能够更好地遵从治疗方案,比如准时服药、功能锻炼等。在疾病治疗的过程中,除了药物治疗、手术治疗以外,患者生活方式的改变(比如合理膳食、运动锻炼、注意休息、充足睡眠等)和心理的调节对患者身体的恢复也将起到重要的作用。患者的主动参与会提升患者对自我管理方案的配合度。

二、管理医患沟通过程

管理医患沟通过程与建立合作伙伴关系一样贯穿了医患沟通的整个过程。在有限的时间内医生要与患者进行有效的沟通,医生对医患沟通过程的管理显得尤为重要。管理医患沟通过程主要体现在两个方面:一是医患沟通结构清晰。医生要进行主题总结和运用过渡标识,让患者清楚地了解医患沟通的过程;二是医患沟通流程顺畅。医患沟通要按照一定的顺序,在一定的时间内完成,医生和患者都能从中受益。

如何管理医患沟通过程?在绝大多数情况下,是由专业的医生来设定医患沟通的尺度范围,并且确定医患沟通的结构和流程。绝大部分的权利无疑都是属于医生,医生可以决定讨论的时间,可以因为一时兴起便把谈话转向新的领域,可以决定今天讨论多少话题,以及随时依个人所愿而结束会谈。医生在相当大的程度上控制了医患沟通。无论是否出于医生的本意,医生的行为都对患者的自由施加了限制。

贯穿整个医患沟通过程的结构意识,有助于医生对医患沟通的总体尺度范围的把握。管理医患沟通过程的方法得当,也可以让患者更多地参与到医患沟通中来,并且建立一种更为平等的合作伙伴关系。医生可以有效地决定患者的贡献水平、患者在医患沟通的过程中参与到什么程度,以及在"以医生为中心"和"以患者为中心"两者之间平衡。

医患沟通结构清晰主要包括两个方面:一是主题总结。总结是有意采取的步骤,以向患者提供一个清楚明白的语言总结;二是过渡标识。过渡标识是主题总结的孪生技巧。一个过渡陈述,能够介绍并且把注意力转移到将要讨论的另一个话题。通过主题总结和过渡标识来管理医患沟通的结构,可以使医生有序并恰当地控制医患沟通过程,同时也不会牺牲开放式沟通带来的益处。

主题总结时,医生回顾并归纳目前为止所听到的内容,将信息有序地整理到一起,医生可以意识到还需要获得或者澄清哪些信息。医生获得时间来考虑医患沟通的下一个内容。

主题总结分为阶段总结和终末总结。阶段总结就是针对医患沟通中的某一具体部分进行总结。终末总结就是简明扼要地归纳整个医患沟通的内容。对于使用开放式提问和积极倾听的医生来讲,主题总结特别有用。当医生不能确定下一步问什么或者患者已经讲了什么的时候,可以用主题总结来争取一下时间。主题总结所产生的效果以及患者的回应,通常会自然而然地建立起最合适的会谈路径,从而避免尴尬或无方向。

医生:"我可否核对一下是否理解了您讲的内容?您以前有点消化不良,但是最近几周出现了一些新的问题,觉得胸部有一种尖锐的疼痛,有嗳气和酸味。它让您无法睡觉,饮酒后加重,您怀疑要归咎于服用了疼痛药。对吗?"

患者:"对,就是这样。我现在不能病倒,因为我的孩子病重。我不知道该怎么应对。"

主题总结是医患沟通中信息采集和结构管理的一项关键技巧。主题总结是向患者进行有意识的反馈,告诉他们医生在听他们讲述时听到了什么。主题总结不仅能让信息的采集更加准确,还能拓宽医生对患者问题的理解。主题总结是一种非常好的辅助性开始方式,结合停顿和倾听,是使患者继续讲述而不受医生外在指令影响的重要方法。它像一个辅助性工具,为患者营造继续的空间,邀请患者进一步解释他们的问题和想法。

医患沟通过程中,当信息在医生和患者双方之间传递时,某些因素的影响可能导致误解。引发医生和患者之间产生误解的因素有很多。

患者所讲的信息可能很含糊;患者可能正好忘了要说什么;患者可能误解了医生的问题;患者已经对医疗团队中的某个医生讲过自己的情况,因此会认为这个刚刚见到的医生已经了解;患者可能被带离了话题,也不再回头去完成未完成的讲述;患者可能无意中说错了一个词,从而改变了自己的意思;患者可能发出了一个非语言信号线索,例如微笑等,可能将一些并非本意的内容传达给医生;患者的表述可能非常准确,但是信息传递的环境使得信息失真,例如:打印机的噪声使医生无法听清患者所说的全部内容。

医生听到了正确的信息,但错误地理解了其含义;医生理解了信息的含义,但对信息背后的内容做出了不正确的假设;医生可能有个人成见或偏见,从而影响了准确性,例如:患者的性别、种族或年龄等,医生的医学培训,会谈的场所,或者既往与患者沟通的经历等。

医生和患者在沟通中的这些误解都会导致信息采集的不准确。确保信息被正确传递、接收和理解的方法,就是通过主题总结来向患者反馈信息。在医患沟通中,患者不太可能有足够的自信来询问医生是否已经理解了他们的讲述。医生应在医患沟通过程中通过阶段总结和终末总结来向患者反馈,否则,患者无法确定他们的讲述是否被理解,医生也不清楚是否获得了准确的信息。

运用过渡标识对阶段总结非常有帮助。这等于宣布医生下一步要进入哪个环节并请患者一同思考,来补充遗忘的部分,或者如果医生理解有误,就可以纠正医生的理解。

医生:"我可以确认一下是否理解了您吗?如果我有遗漏请您告诉我……"

然后,互动过程就可以继续进行。

患者:"不,这不太对……"

如果阶段总结得到患者肯定的回答,那就可以再次使用过渡标识,使医患沟通的进程从一个阶段进入下一个阶段,并解释进入下一个阶段的理由。

医生:"您提到了非常重要的两点。第一是关节的问题,第二是将来怎样照顾孩子。我可以先问几个关于关节疼痛的问题吗?也许能帮助我理解是什么原因导致您的关节疼痛,然后我们再回来讨论照顾孩子的困境。"

或者

医生:"因为我们以前没有见过,而了解一点您过去的病史会对我很有帮助。现在可以谈谈您的病史吗?"

或者

医生:"我明白了您有些不舒服,但是我需要问一问您的医生给您开了哪些药,然后做一个简要的体格检查,以便找出问题所在。"

在医患沟通的过程中,医生运用过渡标识使沟通从一个阶段进入下一个阶段。这样做可以使患者了解医患沟通已经进行到哪一步以及为什么;医生可以和患者分享自己的想法和需求;使医生和患者双方都清楚医患沟通的结构。

在信息采集中,何时使用过渡标识?可以在以下阶段使用过渡标识:从接待患者阶段到信息采集阶段;从开放式提问过渡到封闭式提问时;转向有关患者的想法、担忧或期望等具体问题;询问病史的不同部分;进入体格检查和辅助检查阶段;进入病情告知和治疗方案阶段;进入结束就诊阶段。

主题总结与过渡标识的共同作用是:促成医生与患者在会谈时合作、互动的关键技巧;使医患沟通的结构清晰,便于患者理解;使医生和患者都知道下一步要做什么以及为什么;医生向患者表明会谈阶段的转变;促进医生和患者互相理解并且减少患者的不确定性。

医患沟通流程顺畅主要涉及两个方面:一是医患沟通顺序,医患沟通按照什么样的顺序进行;二是医患沟通时间,医患沟通每个阶段和整体过程的大致时间。

当医生与患者就医患沟通流程协商,建立了一个明确且意见一致的计划,医生显然有责任和义务来实施这一计划,并随着流程的展开,保持一种让患者明白易懂的医患沟通顺序。一个灵活而有序的流程,可以运用过渡标识清楚地表明医患沟通从一个阶段转入下一个阶段,可以帮助医生和患者双方实现高效准确地信息采集。

医生在整个医患沟通的过程中,头脑中应始终保持清晰的医患沟通的结构和流程。按照卡尔加里—剑桥会谈指南,在医患沟通的过程中,医生要随时进行评估、检查以及考虑目前为止已经完成和尚未完成的内容,可以使医生重新控制和调整会谈,使其不至于变得漫无目的。事实上,一个清晰的医患沟通结构会使医患沟通流程更加顺畅。了解医患沟通的结构和流程,知道如何返回原有的主线,会使医生更加自信,让医生采集患者信息更加高效而准确。

医生在医患沟通中要运用的另一个重要技巧是会谈时间的管理。毫无疑问,在现代医学中,医生的时间问题一直备受关注,所有的医生都会感到压力,如何在有限的时间里尽可能高效地完成医患沟通?有限的时间内满足自己和患者的不同需求,并非易事。因此,在医患沟通过程中,医生要有效地管理时间,安排各阶段的节奏,从而平衡医患沟通的每个阶段所占用的时间。

医院门诊患者就诊实行全面预约,医生可以根据专科特点和工作习惯确定每天能够完成初诊和复诊患者的数量。对于复诊患者,可以提前通过电子病历系统了解患者疾病诊断和治疗情况，重点了解患者目前存在的主要问题和需求。对于初诊患者，询问病史信息的时间会相对多一些。医生第一次与患者沟通交流时间多一点、内容相对广泛些，可以增强患者体验感，避免以后反复询问没有弄明白的问题，更有利于医患双方的信任建立和后续沟通交流。

医生在门诊对患者病史采集时间的把控需要进行专门的训练。如果门诊患者以常见病、多发病为主，医患沟通可以采用标准化模板与个性化询问相结合。医生通过反复培训和模拟演练后能够有效地管理医患沟通时间。

第4章
接待患者

在医生与患者进行医患沟通的过程中,接待患者的最初几分钟至关重要。在这几分钟的时间里,医生将留给患者第一印象,医患双方开始建立伙伴合作关系,是整个医患沟通的基础。

医生常常低估最初这短短几分钟所面临的困难和机会。医生从见到患者的第一眼开始,就能够观察到患者的表情、精神状态、穿着打扮、身体姿势等,从中了解患者的性格、心理、情绪和立场等。同样,患者从见到医生的第一眼开始,也能够观察到医生的态度、语言和行为,是否对待患者热情、真诚、专业、细心等,从而影响到患者希望给医生讲述什么和配合程度。

医生接待患者主要包括三个步骤:一是做好沟通准备,包括营造舒适环境、搁置其他工作、调整自我状态、熟悉患者资料等。二是建立融洽氛围,包括人际交往距离、简要自我介绍、询问患者姓名、告知沟通性质等。三是确定就诊原因,包括采用开放式提问、倾听患者讲述、确认问题清单、协商会谈议程等。

一、做好沟通准备

在医患沟通的过程中,一些不确定的事件、未解决的问题或者焦虑情绪等因素往往会干扰医生,使其分心,导致医患之间出现沟通障碍。在临床工作中,医生常常会出现这种情况,即使正在接待某位患者,但是脑海中浮现的依然是与前一位患者沟通的场景,或者仍然在思考刚刚接到的某个电话。在接待患者时,这些思想、感情和行为很容易使医生不能集中全部精力。虽然对医生来讲,这可能只是每天诸多常规性医患沟通中的一次，但是对患者来说，可能是非常重要的时刻。医生在接待患者前应该做好充分的准备，从而能把全部的注意力放在患者身上，并且在这一关键时刻不被其他事情分散注意力。

营造舒适环境是医生接待患者做好沟通准备的第一步。就诊环境会影响到患者和医生身体以及心理的舒适程度。环境会影响医患双方的位置、姿势和目光接触，以及医生的认知、态度和关注。室内温度的高低是否使患者感觉舒服？室内灯光是否既不耀眼也不太昏暗？患者和医生的位置是否合适，是否会受到窗户外耀眼光线的刺激？在患者等候区，是否有为转移患者注意力而准备的阅读材料、饮水机或者健康教育资料等？是否有可供患者上网的免费Wi-Fi等？

医院为患者提供的椅子比较重要，是金属凳、塑料凳、木凳？还是布艺凳、皮制凳？凳子的软硬程度如何？宽窄、高矮怎样？是否有靠背？是否方便患者移动？这些都会直接影响患者的舒适感受，影响患者能否在安全、轻松的环境中与医生进行充分的医患沟通。

医生的诊断桌设计是否方便患者放置双脚，不会碰到膝关节？医生办公桌上的电脑屏幕和其他物品是否阻挡患者与医生的视线？医生的诊断室是否还有其他的患者、家属以及其他的医务人员？……这些都会影响患者与医生之间的沟通。

搁置其他工作是医生接待患者做好沟通准备的第二步。医生每天的工作都比较繁忙，需要看门诊、查房、手术、科研、教学、写论文等。医生每天门诊需要接待几十位，甚至上百位患者，在病区需要管理十几张，甚至几十张病床。医生在接待门诊或住院患者时，应放下手中的工作，停下心中的事，以一种轻松而专注的状态去接待每一位患者。书写记录、接听电话、与其他人交流等在接待患者的时候都需要完全停下来，让患者感受到这一时刻医生对他的充分尊重和关注。

调整自我状态是医生接待患者做好沟通准备的第三步。医生在临床工作中多是处于超负荷状态，通常认为医生带病坚持工作或者每天加班工作是一件非常光荣，值得表扬和赞赏的事情。实际上医生带病坚持工作或者工作状态不佳是对自己健康的不负责任，同时在这种状态下工作出现差错的概率会明显增加。医生在接待患者前，应该确保自己不存在饥饿、睡眠不足，保证充足的饮水量和定时小便。工作时，每半天可以安排1~2次3~5分钟的短暂休息和调整，以便有充沛的精力接待下一位患者。

大部分民众生病都迷信去大医院看大专家，导致很多城市大型三甲医院，特别是当地数一数二的医院，门诊患者人满为患。医生很多时候连喝水、上厕所的时间都没有。这样的工作节奏既不利于医生的身体健康，同样也无法保证疾病诊断的准确率。

医生的日常工作是脑力劳动和体力劳动的结合，需要在工作间歇进行必要的休息和调整。适度的暂停是为了更好地工作,借鉴一下学校的课间操模式,每天上午和下午在接待门诊患者时,可安排3~5分钟的放松时间。

熟悉患者资料是医生接待患者做好沟通准备的第四步。医生在与患者进行沟通之前,提前了解和熟悉患者相关资料对疾病的诊断和治疗将有很大的帮助。除了部分急诊患者以外,绝大多数患者疾病的诊断和治疗都有一定时间性和连续性,对患者既往疾病过程和就诊过程了解的信息越多,对患者信息的判断就更加准确。随着信息技术的快速发展和预约诊疗制度的推进,医院应该在患者就诊前就将患者的相关信息传送给医生,便于医生根据患者病情的复杂程度来安排与患者的沟通时间。

二、建立融洽氛围

医生在接待患者的最初几分钟与患者建立融洽的氛围非常重要,有利于整个医患沟通过程的顺利进行。医生应该一开始就表现出对患者的兴趣、关心和尊重,这些为医生和患者建立合作伙伴关系打下良好的基础。医生的行为和态度对于患者感到受欢迎、有价值以及被尊重至关重要。尽早采取措施建立信任和发展关系,会促进医学会谈开展时有效而准确地信息交流。

人际交往距离是医生与患者建立融洽氛围的第一步。一般来讲,患者坐在椅子上交谈比躺着或者腿悬挂在检查台边更舒适一些,除非患者有疼痛、恶心、外伤等强迫体位。如果医生也坐着就更好了,因为这样一来就把医患双方放在平等的位置上,医生能够更容易不显眼地记笔记,并且易使患者产生一种印象,即医生愿意花费时间,全身心地关注患者。

人际交往距离是指交往双方的人际关系以及所处情境决定的相互间自我空间的范围。美国人类学家爱德华·霍尔博士将人们的个体空间需求大体分为四种距离:公共距离、社交距离、个人距离、亲密距离。

个人距离,45~120厘米,这是在进行非正式的个人交谈时最经常保持的距离。和人谈话时,不可站得太近,一般保持在50厘米以外为宜。医生与患者之间的人际交往距离比较特殊,可能相互之间并不熟悉,但医学会谈和体格检查可能需要保持比较近的距离,甚至是身体接触。医生应当提前告知患者进行身体接触的步骤和目的,让患者心里有所准备。

医生与患者坐着交谈时,彼此座位呈45°至90°的角度比并排坐或者直接面对面坐更有帮助。医生与患者相距1.2米左右,距离亲密但不私密,既不太远,也不太近,保持膝盖对膝盖的角度在上述范围内。尽可能在患者穿着整齐的时候和他们说话。如果要讨论隐私或者敏感问题,就要关上门,把床与床之间的隔帘拉上。如果没有隐私问题,至少要使患者感到踏实,并意识到环境因素引起的不适可能使他们拘谨或分心,从而讲述不准确和不完整。人际距离也会像影响患者一样对医生产生影响。

简要自我介绍是医生与患者建立融洽氛围的第二步。医生在临床工作中,由于各种原因,往往会遗漏或忽视对患者进行自我介绍(比如姓名、职务、职称、特长、在团队中的角色等)。由于医生穿白大褂,戴口罩、帽子的职业形象深入人心,所有医生在患者的心目中没有太大的区别,可能需要反复向患者确认是否认识自己。另一方面患者常常因为医生的这一疏忽,导致始终不清楚与自己谈话的对象是谁,也不知道谈话的对象在自己的治疗团队中承担何种角色。

医院的门诊医生很少向患者、家属进行自我介绍,医生经常以为患者来医院看病都已经知道自己的名字,因为医院到处都张贴着医生的简介。患者住院治疗时,病区的办公护士会给患者、家属介绍主管医生、责任护士、科主任、护士长等人的名字,但是一次性介绍四五个人的名字,患者及其家属可能无法全部记住。办公护士要根据患者自身的需求,如最希望第一个认识哪位医务人员,然后简明扼要地介绍。

对患者而言,如果不知道沟通对象是谁,或者不确定沟通对象的角色,患者会产生不安的感觉,这会有碍医患沟通的有效性,从而影响患者的治疗和护理效果。如果医生以前见过某位患者,关系比较熟悉,那患者就会记住医生是谁,医生就不需要再做自我介绍。

如果医生以前没有见过患者,那么用恰当的肢体语言,如握手、眼神交流和微笑,加上合适的问候语,来表示对患者的欢迎并进行自我介绍,相对比较容易。

医生:"您好!请坐。我叫刘明(自我介绍),是这家医院的骨科主任(团队角色)。您可以叫我刘医生或刘主任(自我称呼)。"

询问患者姓名是医生与患者建立融洽氛围的第三步。在医生非常了解患者的情况下,这一步显然没有必要进行(如果是基于患者安全的需要,在治疗、操作或手术等情况下,需要核实患者姓名的情况例外)。但是如果存在疑惑的可能,医生核实一下是否知道患者的正确姓名和发音,以及患者姓名是否与病历上的相一致,不失为一种明智的做法。

恰当地称呼患者也是非常重要的事情。医生不要去假设患者年龄、婚姻状况,以及患者喜欢的称呼方式,同样也不要去假设患者与陪同家属或者其他人员的关系。最安全的做法是询问患者希望医生如何称呼他,或者征询患者意见是否喜欢医生对他的称呼。

  医生:"请问您叫什么名字?
  (停顿)我们以前没有见过吧,您希望我怎样称呼您?"
  医生:"陈莉阿姨,我想确认一下,您的姓是耳东陈,还是禾口程?"

  告知沟通性质是医生与患者建立融洽氛围的第四步。患者到医院门诊就诊或者住院治疗,医院对于他们来讲是一个完全陌生的环境。在陌生的环境中,患者可能会与医生(比如实习医生、进修医生、主管医生、主治医生、科主任等)和护士(比如实习护士、进修护士、责任护士、护士长等)等不同类别和不同层次的陌生医务人员进行沟通。医生在与患者沟通前,非常有必要认真地向患者告知此次医患沟通的性质、内容以及大致的时间,切忌什么也不说,让患者云里雾里。

  告知患者谈话的时间是非常有必要的。医生想要与患者进行沟通,就必须要获得患者的同意。这种同意无须书面记录,口头许诺即可。如果患者拒绝会谈,那么医生应当尊重患者的意愿,毕竟患者没有义务必须回答医生的问题。同样,如果患者在医患沟通中突然改变主意,医生也需要尊重他们的选择。当患者感到厌烦或疲劳时,他们很可能就不愿意继续谈话,此时,医生不应该认为他们是在针对自己。

  医生:"我现在估计要花15分钟的时间和您一起讨论一下您的病情并给您做身体检查。您看可以吗?"

三、确定就诊原因

  在做好沟通准备和建立融洽氛围之后,下一步医生和患者就要探讨患者来医院就诊的原因。医生需要了解患者来到医院准备解决什么问题,他们希望医生能够为他们提供什么样的帮助。

  据研究表明,几乎所有患者对就诊有具体的要求,近一半的患者都想咨询医生具体的问题,55%的患者希望得到特定的治疗,60%的患者对问题有自己的想法,40%的患者对自己表现出来的症状表示担忧。毫无疑问,患者来医院就诊都是经过认真考虑,并且希望能够解决一些实际的问题。

患者通常要与医生探讨的问题不止一个,所以医生在没有从较广的范围内找出患者所担忧的问题之前,做出不成熟的、有限的假设是很危险的。另外,患者讲述他们问题的顺序与这些问题在临床的重要性之间没有直接的关系。

医生经常主观地假定患者提到的第一个主诉就是患者担忧的问题中仅有的一个或者最重要的一个。随访复诊中,医生经常假设这次医患沟通是上次医患沟通的直接延续,因此会省略开场引言,而直接进入上次就诊时提出的所担忧的问题。这些都是不恰当的。

采用开放式提问是医生与患者确定就诊原因的第一步。在医患沟通刚开始时,医生询问患者一个开放式问题是非常重要的。开放式提问在收集广泛信息,特别是患者的主观感受方面特别有用。

医生:"请告诉我,您因为什么问题要来看医生?"或者"您这次来医院准备解决什么问题?"

这样的问话就不局限于患者身体的疾病,而是更加开放并且表示医生乐意倾听更宽泛的内容。

医生:"您今天要和我讨论的问题是什么?"

明确地告诉患者,医生希望并鼓励他们列出他们想要讨论的所有问题,但是可能不被所有的患者所理解。

医生:"您还有什么问题吗?"

当医生发现患者有潜在或者隐藏的问题时应进行必要的追问,直到患者表示没有问题为止。

医生:"好的。"或者"是的。"或者一言不发而仅用肢体语言。

这是一种极端开放的方式,就是让患者自己先说。但是,这种方式对于让患者详细地谈一个问题还是列出所有的问题,缺乏初始的引导。

在医生与患者开始进行沟通时,不存在一种适合所有场合的开放式提问方式,医生可以根据习惯和医患沟通的实际情况来选择开放式问题。

"我能怎么帮您呢?"

"您今天想谈些什么?"

"您怎么样了?"

"情况如何?"

随访复诊和初次就诊的共同之处,比人们通常认为的要多。对于随访复诊患者,医生在实际询问患者之前,不要对其复诊理由做出假设。医生很容易假设患者只是为常规复查而来,因此会直接问:"您病情恢复得怎么样?"而事实上患者可能有一个更迫切的问题需要讨论。但是如果医生还是像第一次就诊那样以"您今天想讨论什么?"开场,可能听起来像完全不记得这位患者。或者医生也可以根据对患者就诊理由的理解来开场,例如"今天是来复查血常规的吗?"

倾听患者讲述是医生与患者确定就诊原因的第二步。研究表明,医生经常在患者开始讲述之前打断患者,平均时间仅在18秒后;在51次就诊中有31次是医生在患者讲出第一个担忧后就打断,显然假定第一个主诉就是最主要的一个。封闭式提问是打断患者讲述的最常见情况,向患者提出的第一个问题就采用封闭式提问,会阻碍医生发现患者希望讨论的更多问题。沟通模式很快从以"患者为中心"转向以"医生为中心"。

一旦如此,患者会倾向于保持较为被动的角色,努力通过简短回答来依从,也许他们在假定,如果有能力的医生,想知道某些事情,他就会询问。这不仅会导致在患者的主要担忧还没有被发现之前医患沟通就结束,而且会导致疾病检查是在患者没有讲述他们的故事或者提供信息的情况下进行的。继而导致低效率和不准确的信息采集。封闭式提问永远不可能很好地发现信息。

在接待患者的这一阶段,多倾听而不是多询问,可以使医患沟通实现更多的目标。在这个阶段,医患沟通主要有三个目的:一是医生理解患者今天想要讨论什么,并与患者一起计划如何完成医患沟通的其余部分;二是让患者感觉安全、舒适,并且受欢迎,医患建立初始的融洽氛围;三是医生评估患者的感受,把患者当人看。

接待患者的最初阶段,给患者一点时间和空间,让他们弄清楚到底希望和医生讨论什么。并不是所有的患者都有明确的医学议题。在医患沟通的开始阶段,医生专注倾听和辅助,而不是急于提出问题。倾听而不是即刻转移到关于病史的问题,可以使医生实现更多目标。这只需要很少的时间,如果医生能够利用好医学会谈的最初时刻,则会获得丰富的信息。

确定问题清单是医生与患者确定就诊原因的第三步。在医患沟通的最初阶段,倾听患者陈述和进行开放式提问以后,医生还需要通过筛查来明确患者问题清单。患者问题清单包括患者疾病情况和患者主观感受。

筛查就是这样一个过程,即医生通过进一步开放式提问,有意识地与患者验证自己发现的所有患者希望讨论的问题,而不是假设患者已经提及了所有困难。需要进行双重验证。

医生:"您最近感觉头痛和头晕。还有其他别的什么问题困扰您吗?"

如果患者继续讲述,医生应继续倾听直到患者再次停止。然后重复筛查过程,直到患者说已经讲述完。

医生:"您还感到很疲乏、易怒并且怀疑自己贫血。还有别的吗?"

当患者说:"没有了,就这些。"医生可能会希望再确认一下自己的理解是否正确,并且让患者知道自己都听到了什么。

医生:"那么根据我的理解,您最近感觉头痛和头晕,同时还感到疲乏、暴躁易怒和情绪低落,您担心自己可能是贫血。我说得正确吗?"

对医生来说,通过筛查来确认患者的全部问题,与患者商议如何最好地利用时间,可使医患沟通更加高效。筛查帮助医生保持开放思维。

对患者而言,筛查和确认问题建立了患者和医生之间相互信任的基础。筛查帮助患者尽早说出最重要的问题,防止他们的注意力始终关注于怎样以及何时介绍他们尚未陈述的担忧。筛查有助于防止患者因为心中的不确定性导致的分心和对有效沟通的妨碍。

在医患沟通的后期,当患者对医患关系获得信心后,他们还可能透露潜在的问题以及隐藏的议题。筛查虽鼓励但不能保证在早期确认所有问题,医生还必须对后期出现的主诉保持开放的态度,并且对患者推迟讲述的理由保持敏感。

协商会谈议程是医生与患者确定就诊原因的第四步。当医生对患者的问题清单进行筛查和确认后,医生需要与患者协商会谈议程,主要包括会谈内容、优先顺序和时间安排。会谈议程的安排应当同时考虑到患者和医生双方的需求,医生与患者应当建立合作伙伴关系,让患者充分参与到会谈中来,这将有利于医学会谈的顺利进行。

对医生来说,通过整理思绪可以避免不必要的提问,以确保信息收集的完整性。对患者而言,会谈的结构变得清晰,能为自己提供更多参与其中的机会和承担更多的责任。

会谈议程的安排是构建医学会谈结构的重要部分,要和患者共同商定。

医生:"我们现在开始讨论第一个问题,腹泻和发热,接着再谈谈您的用药问题,好吗?"

医生还可以对议程进行补充。

医生:"好的,我们先谈谈您头痛的问题吧,接着再说说皮疹的事。最后如果可以的话,我想为您测一下血压和脉搏。"

医生也可以就时间问题进行协商。

医生:"这是我们需要探讨的问题清单,我不确定我们是否有足够的时间讨论全部的问题,我们先从重要的问题开始讨论,可以吗?"

在协商优先讨论的问题时,医生可能需要在患者的担忧和自己的看法(目前认为什么问题更重要)两者之间进行平衡。

医生:"我知道,今天关节疼痛是最困扰您的问题,但是如果您不介意的话,我更想从您上周出现的胸痛开始讨论。"

医生在与患者协商医患沟通议程的过程中,不只是告诉患者应该做什么,而是要邀请患者参与,共同制定医患双方都认可的医患沟通议程。

第 5 章
采集信息

在医患沟通的过程中,采集信息是一个重要的环节,患者信息主要包括患者问题清单(就诊原因)、生物医学观点(疾病)、患者主观感受(患病)和患者背景信息(来龙去脉)。

生物医学信息采集更多关注患者病理性疾病,但缺失了对每一个患者高度个性化需求的理解,结果导致影响患者全面健康的很多心理因素、社会因素信息依然隐藏着。对患者满意度、依从性、忠诚度和生理转归的研究都证明,需要视野宽泛的信息采集,其内容不仅包括医生对患者生物医学信息的关注,也应包括对患者主观感受(心理和社会因素)的关注。

1. 患者问题清单	
①患者疾病情况	②患者主观感受
2. 生物医学信息——疾病	**3. 患者主观感受——患病**
①发病时间	①想法
②主要症状	②担忧
③伴随症状	③期望
	④对生活的影响
4. 背景信息——既往史	
①既往史　　④婚姻史	
②系统回顾　⑤月经史与生育史	
③个人史　　⑥家族史	

图5-1　采集信息模板

多年以来,医生都十分清楚,了解患者病史信息(生物医学观点)对疾病的诊断有着极其重要的作用。临床研究反复证明,病史信息在诊断依据中占60%～80%。所以患者病史信息(生物医学观点)采集的内容和过程技巧,都是有效医患沟通的核心内容。

一、患者病史信息

患者病史信息是结构化的信息集合，医生需要询问不同的信息，才能较为全面地掌握患者的情况。每个医生都有一套属于自己的患者病史信息采集的方法，这是其水平逐渐成熟的表现。病史的采集最好是从一个开放式提问开始，然后医生静静地倾听患者讲述2～3分钟，让他们告诉你需要的信息。如果患者能够自由表达他们的情况，那么往往他们会提供更多的信息。这个建议的关键就是认真倾听患者讲述他们自己的故事，提取你所需要的信息，然后再从开放式提问过渡到封闭式提问去挖掘患者没有提及的那些信息。

曾经有一位资深的医生讲述道："当我把患者叫进来以后，我通常会用一个开放式问题开场。如果是初次见面，我会先做自我介绍并请他们坐下。一般我会问：'我能帮助您什么？'我认为最有效的一个技巧，就是不打断患者，让他们先讲够1～2分钟。即使您觉得时间紧张，有一屋子患者还在等着，您仍然需要耐心倾听，因为只有不被打断，患者才可以提供给您更多的信息。等他们讲述结束，您再针对自己想知道的情况问一些封闭式问题。如果您过早打断患者的讲述，他们会忘记自己讲到哪儿了，之后他们又会突然想起，这样反而会浪费您更多的时间。"

医生经常会遇到的另一个困难是保证患者的讲述不偏题，不粗鲁地纠正患者的跑题则更加困难。如果患者的讲述听起来模糊、混乱且没有重点，那么一个好的方法就是等他们自己停下来。毕竟，即使患者再怎么口若悬河，也需要停下来歇口气吧。这时候，医生需要抓紧机会对患者刚才的讲述做出一个极精简的总结，并且向患者确认总结的正确性。"我理解得对吗？"患者可能就会对其进行具体的阐述。接下来，医生就可以通过提问让患者重新回到主题："我想问一下……"

询问的一般项目包括：姓名、性别、年龄、籍贯、出生地、民族、婚姻、住址、电话号码、工作单位、职业、入院日期、记录日期、病史陈述者及可靠程度等。若病史陈述者不是患者本人，则应注明关系。记录年龄时应该填写具体年龄，不能用"儿童"或者"成人"代替，因为年龄本身也具有诊断参考意义。为了避免信息采集开始过于生硬，可以将某些项目如职业、婚姻等放在个人史中穿插询问，也可以让患者在信息采集前专门填写。

主诉为患者感受最主要的痛苦或者最明显的症状或（和）体征，也就是本次就诊最主要的原因及其持续时间。确切的主诉可初步反映病情轻重与缓急,并提供对某系统疾患的诊断线索。主诉只用一两句话加以概括,并同时注明主诉自发生到就诊的时间。例如"咽痛并高热2天""活动后心慌、气短2年,加重伴双下肢水肿2周"。记录主诉要简明,应尽可能保留患者自己描述的症状,例如"多饮、多食、多尿、消瘦1年"或"心悸、气短2年"等,而不是用医生对患者的疾病诊断用语,例如"患糖尿病1年"或"患心脏病2年"。然而,对患者病程较长、病情比较复杂的病例,由于症状、体征较多,或患者诉说太多,不能简单地将患者所讲述的主要不适作为主诉,则应该结合病史,综合分析以归纳出更能反映其患病特征的主诉。

医生:"您能告诉我今天您来医院的原因吗?"
医生:"您希望来医院解决哪些问题?"

现病史是患者病史信息中的主体部分,它讲述了患者疾病的全过程,即发生、发展、演变和诊治经过。可以按以下内容来收集和整理患者所提供的病史信息。

起病情况与患病时间 每种疾病的起病或发作都有各自的特点,详细询问起病情况对诊断疾病具有重要的鉴别作用。有的疾病起病急骤,如脑栓塞、心绞痛、动脉瘤破裂和急性胃肠穿孔等;有的疾病则起病缓慢,如肺结核、肿瘤、风湿性心脏病等。疾病的起病常与某些因素有关,如脑血栓形成常发生于睡眠时;脑出血、高血压危象常发生于情绪激动或紧张状态时。患病时间是指起病到就诊或者入院的时间。时间的长短可按数年、数月、数日计算,发病急骤者按小时、分钟计。

医生:"您是什么时候开始感觉不舒服的?"
医生:"大概持续了多长时间?"

主要症状的特点 包括主要症状出现的部位、性质、持续时间和程度,缓解或加剧的因素,了解这些特点对判断疾病所在的系统或器官以及病变的部位、范围和性质很有帮助。如上腹部疼痛多为胃、十二指肠或胰腺的疾病;右下腹急性疼痛则多为阑尾炎症,若为女性患者还应该考虑到卵巢或者输卵管疾病;全腹部疼痛则提示病变广泛或腹膜受累。对症状的性质也应做有鉴别意义的询问,如灼痛、绞痛、胀痛、隐痛以及症状为持续性或阵发性,发作及缓解的时间等。同时还要关注主要症状的变化或者出现的新症状。

医生:"能告诉我,您有哪些不舒服吗?"
医生:"您目前感到最不舒服的是什么?"

如果患者在强调某个部位的疼痛,那么应当避免诱导式的问题,例如:"您在锻炼的时候会胸痛吗?"医生应该使用"疼痛筛选"的方法来询问患者有关疼痛的问题。

疼痛部位:
医生:"您目前哪些部位疼痛?"
疼痛时间:
医生:"您以前有过同样的疼痛吗?"
医生:"是什么时候开始的疼痛?"
疼痛特征:
医生:"您能用自己的语言来描述一下疼痛吗?"如果医生用刺痛、绞痛、胀痛等询问患者,那么患者对疼痛性质的判断一定会受到影响。
疼痛辐射范围(伴随症状):
医生:"疼痛会转移到其他地方吗?"
医生:"除了疼痛,您还有哪些不舒服?"
疼痛持续时间:
医生:"疼痛是持续性的还是瞬时性的?"
医生:"每次疼痛的时间大约是多久?"
疼痛加重因素(缓解因素):
医生:"什么时候加重?"或"什么时候缓解?"
医生:"什么情况下加重?"或"什么情况下缓解?"
疼痛严重程度:
医生:"如果最痛是10分,不痛是1分,您对自己的这种疼痛大概打多少分?"

病因与诱因 尽可能了解与本次发病有关的病因(如外伤、中毒、感染等)和诱因(如气候变化、环境变化、情绪、饮食失调等),有助于诊断疾病和拟定治疗方案。患者对直接或近期的病因容易提出,但当病因比较复杂或病程较长时,患者往往记不清楚、说不明白,也可能提出一些似是而非或者自以为是的因素,这时医生应进行科学的归纳和分析,不可不假思索地记录下来。

医生:"您认为导致您这次生病的原因是什么?"
医生:"您感觉是什么样的原因导致了您生病?"

伴随症状的特点 患者除了主要症状以外,还会出现一系列的其他症状。这些症状常常是鉴别诊断的依据,或者会提示出现的并发症。如腹泻可能是多种疾病的共同症状,单凭这一症状还不能诊断某一疾病,如问明伴随的症状则诊断的方向会比较明朗。如腹泻伴呕吐,则可能是饮食不洁或误食毒物所引起的急性胃肠炎;如腹泻伴里急后重,结合季节和进餐情况更容易考虑到痢疾。反之,按一般规律某种疾病应该出现的伴随症状而实际上没有出现时,也应将其记录于现病史中以备进一步观察,或作为诊断和鉴别诊断的重要参考资料,这种阴性的表现被称为阴性症状。

医生:"您除了感觉到头痛之外,还有哪些不舒服?"

诊治经过 患者本次就诊以前已经接受过其他医疗机构诊治时,医生则应询问其已经接受过什么诊断和治疗及其结果。若接受过治疗则应问清楚所使用过的药物名称、剂量、时间和疗效,为本次诊断疾病提供参考。但不可以直接用既往的诊断来代替目前的诊断。

医生:"您本次生病以后,在其他医疗机构看过病吗?"(如果患者曾经在其他医疗机构看过病)"请您讲述一下您在其他医院看病的情况。"

一般情况 在现病史采集的最后还需要询问患者生病以后的一般情况,包括精神状态、体力状态、饮食情况是否有改变、睡眠情况以及大小便情况等。这部分内容对全面评估患者病情的轻重和疾病的预后以及采取什么辅助治疗措施十分有用,有时对鉴别诊断也能够提供重要的参考。

医生:"我们最后来聊聊您生病以后,精神、体力、饮食、睡眠和大小便等情况,这对您疾病情况的判断会有帮助。"

为了全面了解患者的健康状况,评估患者的日常生活活动,可以询问以下问题:

饮食和排便:
"近日胃口如何?"
"24小时内的常规饮食有哪些?"
"喜欢的食物和不喜欢的食物有哪些?有全面限制饮食吗?"
"平均每天摄入多少液体?"
"对什么食物过敏吗?"
"自己做饭或有其他人为你做饭吗?"
"是自己到杂货店或有人为你购物吗?"

"喜欢吃零食吗？如果喜欢，那吃些什么？"

"挑食吗？"

"经济状况如何？能否负担日常开销？"

"消化功能怎样？"

"有胃肠问题吗？"

"需要依靠饮食、饮料、药物或中草药来保证正常排便吗？"

运动和睡眠：

"有爱好的运动项目吗？如有，是什么？这项运动已经坚持多久了？运动后感觉如何？"

"每天睡眠几小时？何时休息？醒后感觉精神状态怎么样？"

"入睡容易吗？"

"需要药物或其他特殊方法辅助才能入睡吗？"

"当你无法入睡时怎么办？"

"有夜醒情况吗？"

"白天有睡眠时间吗？何时？"

"有规律的午休吗？"

"多梦或爱做噩梦吗？"

"曾经被诊断为睡眠障碍吗？如发作性睡眠或睡眠性呼吸暂停。"

娱乐和休闲：

"不工作时你会做什么？"

"平时你会选择哪些娱乐方式？"

"每天平均娱乐时间有多长？"

"周末和其他节假日你一般选择什么样的休闲方式？"

"对你休息时间内进行的活动满意吗？"

"每周与家人共度的时间大约多少？"

"和家人在一起的时间，一般都做些什么？"

医患沟通过程中医生需要了解患者的信息比较多，如果一次要将所有的信息全部采集完成，需要花费的时间比较长，患者疾病状态和医生工作时间均不允许长时间的沟通交流。医生可以区分全面信息采集和重点信息采集这两种模式，根据患者疾病的危急程度和病情复杂程度来结合运用。医生还可以通过电子病历信息、患者自己填写、护士专门询问、医生补充询问等方式，在不同的阶段和场所采集患者病史信息。

二、患者主观感受

患者在生病的过程中,不但有疾病的症状和体征(生物医学观点),同时还会有患病的感受(患者主观感受)。传统患者病史信息采集的方法几乎很少关注患者主观感受,随着"生理—心理—社会"医学模式和以"患者为中心"的医患沟通模式的运用,医生更关注患者主观感受,这对提高患者参与性、满意度、依从性以及诊断准确率和治疗效果都会有较大的帮助。患者主观感受经常会在患者病史信息中出现,医生更多时候只关注"病"的因素(疾病信息),而忽视了"人"的因素(患病感受)。

患者主观感受主要包括患者生病以后对疾病的想法、担忧、期望和对生活的影响。患者的想法是指患者对疾病的原因、疾病的影响,以及哪些因素有助于康复的一些观念和想法。患者的担忧是指患者对症状意味着什么、疾病的预后和治疗效果感到担忧等。患者的期望是指患者希望医生怎样帮助自己,患者本次就诊想要得到的结果。对生活的影响是指患者生病以后对日常起居的影响,疾病治愈以后对日常起居的影响。

医生在医患沟通的过程中,主要有两种方法了解和发现患者主观感受。一是直接询问患者的想法、担忧、期望和感受。二是在医患沟通的过程中提取患者提供的线索。例如医生问癌症患者有关治疗效果的心理方面的问题:"这样让您感觉怎么样?"当医生不仅仅关注身体疾病时,癌症患者会暴露更多他们的担忧和感受。当医生特别澄清一些心理问题,如"您说您一直很担心……",患者也会暴露更多担忧。因此,医生可使用开放式问题、总结以及采用设身处地的陈述方式等,促进患者将主观感受(想法、担忧、期望和对生活影响)进行袒露。

研究表明,对患者的想法、担忧和期望进行提问,44%的患者会说出明确的有重要意义的感受,而这些在此前病史信息采集时患者未曾透露过。而且,被问过上述问题的患者对接诊医生的满意度明显高于未被提问的患者。直接提问需要小心谨慎、把握时机、清楚表示意图、仔细斟酌用语。例如在儿科门诊中,如果患者的父母被问到"关于这个问题您担心什么"时,大多数父母会回答"我不担心"。而问"对这个问题,您有什么想法"这样的问题,却会有超过1/3的患儿父母会陈述原先没有认识到的担忧。

询问患者的想法：

医生："告诉我您认为是什么导致您生病的？"

医生："您认为发生了什么事？"

医生："对于这个问题,您自己有什么想法？"

医生："您有什么线索吗？您有什么依据吗？"

医生："您显然对这个问题有些想法。这能帮助我了解您认为可能是什么问题。"

询问患者的担忧：

医生："您担心的是哪些问题？"

医生："有什么特别的或具体的事情让您担心吗？"

医生："您认为最令您担心的事是什么？"

医生："在您最艰难的时候,您最害怕什么？"

询问患者的期望：

医生："您希望我们对此能做些什么？"

医生："您认为什么是最后的行动计划？"

医生："我怎么样才能最好地帮助您？"

医生："您显然对这个问题有想法,您觉得什么是处理这个问题的最佳方式？"

健康状况调查问卷SF-36(The Short Form-36 Health Survey,SF-36)又称简化36医疗结局研究量表(Medical Outcomes Study Short Form-36,MOS SF-36),是为人群调查或健康政策的评价性研究而设计的一般健康状况参数。它也被用于临床实践和研究与某类疾病关联的结局测量。本文中,这项调查是专门询问患者对自己健康状况的了解情况。此项数据记录患者自我感觉和日常生活的情况。患者可以按照说明回答下列问题。如果患者对某个问题不能做出肯定的回答,可以按照自己的理解选择最合适的答案。

1.总的来说,您的健康状况：

 a.非常好□   b.好□   c.较好□

 d.一般□   e.差□

2.与一年前相比,您认为目前的健康状况：

 a.比一年前好得多□   b.比一年前好一些□   c.与一年前一样□

 d.比一年前差一些□   e.比一年前差得多□

3. 下列各项为日常生活中可能进行的活动。您的健康状况是否影响限制您的下列活动,如果有的话,程度如何:

	a. 明显受限	b. 部分受限	c. 无
(1)剧烈活动,如跑、抬重物、参加激烈体育活动	☐	☐	☐
(2)中度活动,如抬桌子,玩保龄球、高尔夫球或打太极	☐	☐	☐
(3)提起或携带蔬菜、食品或杂物	☐	☐	☐
(4)上几层楼	☐	☐	☐
(5)上一层楼	☐	☐	☐
(6)弯腰,屈膝或跪下	☐	☐	☐
(7)步行超过一公里	☐	☐	☐
(8)步行500米	☐	☐	☐
(9)步行100米	☐	☐	☐
(10)自己洗澡或穿衣	☐	☐	☐

4. 在过去的4周里,是否由于健康原因而影响了您的工作或其他日常活动:

	a. 是	b. 否
(1)减少了花在工作或其他活动上的时间	☐	☐
(2)完成的工作量比预期的少	☐	☐
(3)工作或活动的种类受限制	☐	☐
(4)完成工作有困难	☐	☐

5. 在过去的4周里,是否由于情绪问题(如失望、焦虑)而影响了日常工作和学习?

	a. 是	b. 否
(1)减少了花在工作或学习上的时间	☐	☐
(2)完成的工作量比预期的少	☐	☐
(3)工作不如平常细心	☐	☐

6. 在过去的4周中,您的情绪或健康问题在多大程度上影响了您的社交活动?

a. 无☐   b. 轻度☐   c. 中度☐
d. 较严重☐   e. 极度☐

7. 在过去的4周中,您的身体疼痛程度:

  a. 无□   b. 非常轻度□   c. 轻度□

  d. 中度□   e. 严重□   f. 非常严重□

8. 在过去的4周中,疼痛影响您的工作吗?

  a. 无□   b. 有一点□   c. 中度□

  d. 较严重□   e. 严重□

9. 下列问题是关于在过去4周里您感觉如何的问题。针对每一个问题,请选择一个最接近您感觉的答案。

在过去的4周中	a.所有时间	b.几乎所有时间	c.大部分时间	d.部分时间	e.少部分时间	f.没有时间
(1)感到充满活力	□	□	□	□	□	□
(2)感到非常紧张	□	□	□	□	□	□
(3)感到十分沮丧	□	□	□	□	□	□
(4)感到安静平和	□	□	□	□	□	□
(5)感到精力充沛	□	□	□	□	□	□
(6)感到消沉	□	□	□	□	□	□
(7)感到疲乏	□	□	□	□	□	□
(8)感到愉快	□	□	□	□	□	□
(9)感到劳累	□	□	□	□	□	□

10. 在过去的4周中,情绪和身体健康问题如何影响您的社交活动?

  a. 所有时间□   b. 大部分时间□   c. 部分时间□

  d. 少部分时间□   e. 没有时间□

11. 请选择下列问题的最佳答案:

	a.完全正确	b.基本正确	c.不对	d.基本不对	e.完全不对
(1)我似乎比其他人更易患病	□	□	□	□	□
(2)我和其他人一样健康	□	□	□	□	□
(3)我认为我的健康情况在变糟	□	□	□	□	□
(4)我的身体很好	□	□	□	□	□

12. 在过去的一周中,如何服用止痛药?

  a. 一天3次或更多☐   b. 一天1~2次☐   c. 两天一次☐

  d. 一周一次☐   e. 没有☐

13. 现在是否吸烟?

  a. 是☐   b. 否,戒烟6个月☐   c. 否,戒烟超过6个月

  d. 从不吸烟☐

14. 您希望怎样的治疗效果?

治疗效果	a.不对	b.有点对	c.有些对	d.非常对	e.完全对	f.都不是
解除症状						
多做些家务						
睡觉更舒适						
恢复正常工作						
能锻炼和娱乐						
防止未来伤残						

15. 如果您现在的症状会伴随您的余生,您会感到:

  a. 非常不满意☐   b. 有些不满意☐   c. 没关系☐

  d. 有些满意☐   e. 非常满意☐

三、患者背景信息

  采集病史信息的过程中医生同样需要了解患者的背景信息,这些信息非常重要,可以帮助医生深刻地了解患者目前的问题或者症状发生的来龙去脉。患者背景信息对全面知晓并解读当前情况十分必要,其详细程度取决于是否有一个完整的或者重点突出的病史采集过程。背景信息包括:既往史、家族史、个人史、用药史、过敏史以及系统回顾等。

  既往史包括患者既往的健康状况和过去曾经患过的疾病、外伤手术、预防注射、输

血等,特别是与目前所患疾病有密切关系的信息。例如,对于风湿性心脏瓣膜病患者应询问过去是否反复发作咽痛、游走性关节疼痛等;对于肝大的患者,应了解过去是否有过黄疸;对于冠心病和脑血管意外的患者应询问过去是否有过高血压病史。

在记录既往史时应注意不要和现病史发生混淆,如目前患肺炎则不应把数年前也患过肺炎的情况写入现病史。而对于消化性溃疡患者,则要把历年发作的情况记录于现病史中。此外,居住地或生活地区的主要传染病和地方病史,也要将其记录于既往史中。既往病史的记录顺序一般按发病的时间先后排列。

询问患者既往史时需要先使用比较宽泛的问题,得到肯定回答后,再使用具有针对性的问题继续进行提问。

医生:"您以前得过什么慢性病吗?"

患者:"我曾经得过肺结核。"

医生:"您能具体谈谈整个过程吗?"

患者:"大概是在5年前我在当地医院被诊断为肺结核,服药半年左右,具体的药名我已经记不清楚了,后来复查治疗好了。"

医生不要以一系列封闭式的问题去追问患者,但同时必须要确认一些重要的信息。医生必须询问患者是否患过下列疾病:结核病、高血压、心脏病、风湿热、糖尿病、癫痫、哮喘、卒中、黄疸等。如果宽泛的问题还是不能够覆盖以上列出的疾病,医生可以用封闭式问题进行提问。

医生在采集既往史时,应当询问患者目前是否正在使用药物。如果有,具体的药物名称是什么?服用的情况怎么样?治疗的效果怎么样?如果患者就诊时带上了自己目前正在服用的药物,医生应该与患者一起进行逐一核对。

医生:"您现在服用药品吗?"

医生:"您知道吃的是什么药吗?"

医生:"您按时吃药了吗?"

医生:"您以前服用过其他的药品吗?"

医生:"您吃过非处方药或者其他保健品吗?"

医生:"您对什么药物过敏吗?"

家族史也是医生需要采集的信息,特别是患者直系亲属的患病情况,包括父母和子女。询问的问题要符合患者的具体情况,比如问一位年长的患者其双亲是否健在就不合适了。对于有遗传因素的疾病,医生则需要细致地询问。问及患者直系亲属的时候,医生需要注意有些患者与亲属之间没有血缘关系,例如被领养的人。询问患者家族史时可以使用以下问题:

医生:"您的父母健在吗?身体情况怎么样?"

医生:"您有子女吗?身体情况怎么样?"

医生:"您的近亲属中有早年去世的吗?是什么原因?"

医生:"您有患家族性疾病的亲属吗?"

个人史部分会涉及一些关于患者家庭环境的敏感问题。此时,医生如果不想忽视任何可能的情况,比如夫妻分居或离婚夫妻依旧同居等,一定要注意措辞和语气。对涉及患者个人生活的问题可以用以下方法提出:

医生:"您有同居的伙伴吗?"

(医生可以在这个问题之后继续挖掘,包括询问是否死亡或离婚)

医生:"您丧偶很久了吗?"

医生:"您住得离亲人近吗?"

医生:"您的朋友和家人知道您的情况吗?"

(知道患者年龄和健康状况之后,医生还需要继续提以下问题)

医生:"您是自己去购物或做家务吗?"

(如果患者否认,可以问以下问题)

医生:"是谁帮助您做这些事情的?"

医生:"在家里您需要别人的帮助吗?"

(同样医生也可以继续追问这个问题,调查患者是否自己洗澡,是否自己上厕所,或者他们是否雇佣小时工或保姆)

医生:"您工作吗?做什么工作?喜欢吗?"或者是"您以前做什么工作?"

询问致病的危险因素很重要。如果患者暗示的确有危险因素存在,则应该建议他们改变生活习惯,并提出一些提高生活质量的建议,告知患者应该如何寻求帮助,比如咨询营养学家或者戒烟专家。可以这样提问:

医生:"您现在吸烟吗?"

如果不吸,就问他们曾经是否吸烟。如果吸过,则应该问一下每天的烟量、烟龄以及戒烟时间。如果吸烟,那么就问每天的烟量、烟龄,以及是否有戒烟的打算。

医生:"您喝酒吗？多久喝一次？每次喝多少？"

每周饮酒量的记录:啤酒以50 mL为一个单位,白酒以25 mL为一个单位,葡萄酒以80 mL为一个单位。如果他们喝得比每日推荐量多(男性每天3~4个单位,女性每天2~3个单位),那就应该检查他们是否有酒精依赖。

医生:"您是否使用娱乐性药物(或娱乐性用药)？"(如果医生认为这个问题恰当的话)

医生:"您能告诉我平时您一般都吃些什么吗？"

医生:"您平时经常锻炼身体吗？"如果锻炼,则询问锻炼的方式和锻炼的时间。

婚姻史包括未婚、已婚、离异,结婚年龄、配偶健康状况、性生活情况、夫妻关系等。

对于女性患者,还需要询问月经史与生育史,包括月经初潮的年龄、月经周期和经期天数,经血的量和颜色,经期症状,有无痛经与白带,末次月经日期,闭经日期,绝经年龄等。

女性患者:

医生:"何时初潮？"

医生:"是否怀过孕？"

绝经前女性:

医生:"月经是否正常？"

医生:"月经量多少？"

医生:"每次月经持续多长时间？"

医生:"现在是否可能怀孕？"

绝经女性:

医生:"何时停经的？"

医生:"阴道是否出血？"

系统回顾由一系列直接提问组成,是最后一遍搜集病史资料,避免问诊过程中患者或医生忽视或遗漏的内容。它可以帮助医生在短时间内扼要地了解患者除了现在所患疾病以外,其他系统目前是否还患有疾病或此前是否患过疾病但已痊愈,以及这些疾病与本次疾病之间是否存在因果关系。将主要情况分别记录在现病史或既往史中。

系统回顾涉及的临床疾病很多,医生在询问时,可在每个系统询问2~4个症状,如果阳性结果,再全面深入地询问该系统的症状。如果为阴性体征,一般来说可以过渡到下一个系统。在针对具体患者时,可以根据患者情况变通调整一些内容。

表5-1 系统回顾涉及疾病

疾病	有无这一问题	是否已接受治疗	该病是否限制了您的活动
1. 心脏病	a.有 b.无	a.是 b.否	a.是 b.否
2. 高血压	a.有 b.无	a.是 b.否	a.是 b.否
3. 肺病	a.有 b.无	a.是 b.否	a.是 b.否
4. 糖尿病	a.有 b.无	a.是 b.否	a.是 b.否
5. 胃病	a.有 b.无	a.是 b.否	a.是 b.否
6. 肾病	a.有 b.无	a.是 b.否	a.是 b.否
7. 肝病	a.有 b.无	a.是 b.否	a.是 b.否
8. 贫血/血液病	a.有 b.无	a.是 b.否	a.是 b.否
9. 癌症	a.有 b.无	a.是 b.否	a.是 b.否
10. 抑郁症	a.有 b.无	a.是 b.否	a.是 b.否
11. 骨性关节炎	a.有 b.无	a.是 b.否	a.是 b.否
12. 类风湿关节炎	a.有 b.无	a.是 b.否	a.是 b.否
13. 腰背痛	a.有 b.无	a.是 b.否	a.是 b.否
14. 其他具体疾病	a.有 b.无	a.是 b.否	a.是 b.否

呼吸系统 咳嗽的性质、程度、频率、与气候变化及体位改变的关系;咳痰的颜色、黏稠度和气味等;咯血的性状、颜色和量;呼吸困难的性质、程度和出现的时间;胸痛的部位、性质以及与呼吸、咳嗽、体位的关系,有无发冷、发热、盗汗、食欲下降等。

循环系统 心悸发生的时间与诱因,心前区疼痛的性质、程度以及出现和持续的时间,有无放射痛,放射痛的部位,引起疼痛发作的诱因和缓解方法;呼吸困难出现的诱因和程度,发作时与体力活动和体位的关系;有无咳嗽咯血等;水肿出血的部位和时间;尿量多少,昼夜间的改变;有无腹水、肝区疼痛、头痛、头晕、晕厥等;有无风湿热、心脏疾病、高血压病、动脉硬化等病史。女性患者应询问妊娠、分娩时是否有高血压和心功能不全的情况。

消化系统 有无腹痛、腹泻、食欲改变、嗳气、反酸、腹胀、口腔疾病,及其出现的缓急、程度、持续的时间及进展的情况。上述症状与食物的种类、性质的关系,及有无精神因素的影响。呕吐的诱因、次数；呕吐物的内容、量、颜色及气味；呕血的量及颜色；腹痛的部位、程度、性质和持续时间，有无规律性，是否向其他部位放射，与饮食、气候及精神因素的关系，按压时疼痛减轻或加重；排便次数，粪便颜色、性状、量和气味；排便时有无腹痛和里急后重，有无发热与皮肤巩膜黄染；体力、体重的改变情况。

泌尿系统 有无尿痛、尿急、尿频和排尿困难；尿量和夜尿量多少，尿的颜色（如洗肉水样或酱油色等）、清浊度，有无尿潴留及尿失禁等；有无腹痛，疼痛的部位，有无放射痛；有无咽炎、高血压、水肿、出血等。

造血系统 皮肤黏膜有无苍白、黄染、出血点、瘀斑、血肿；有无淋巴结、肝、脾肿大以及骨骼疼痛等。有无乏力、头晕、眼花、耳鸣、烦躁、记忆力下降、心悸、舌痛、吞咽困难、恶心；营养、消化和吸收等情况。

内分泌系统及代谢性疾病 有无怕热、多汗、乏力、畏寒、头痛、视力障碍、心悸、食欲异常、烦渴、多尿、水肿等；有无肌肉震颤及痉挛；性格、智力、体格、性器官的发育，骨骼、甲状腺、体重、皮肤、毛发的改变。女性有无产后大出血。

神经系统 有无头痛、失眠、嗜睡、记忆力减退、意识障碍、晕厥、痉挛、瘫痪、视力障碍、感觉及运动异常、性格改变、感觉与定向障碍。如疑有精神状态改变，还应了解情绪状态、思维过程、能力、自知力等。

运动系统 有无肢体肌肉麻木、疼痛、痉挛、萎缩、瘫痪等；有无关节肿痛、运动障碍、外伤、骨折、关节脱位、先天畸形等。

总体状况：

医生："除了刚才说的，您还有其他不舒服的地方吗？"

医生："您每天是感觉到精力充沛还是疲倦？"

医生："睡眠质量好吗？"

医生："食欲好吗？"

医生："发热吗？夜间是否盗汗？"

医生："体重稳定吗？"或者"您最近的体重有变化吗？"

医生："皮肤有问题吗？有皮肤瘀青或疹子吗？"

医生："坐着或者躺着的时候是否感觉到酸痛？"（是否有压疮）

循环系统：

医生："有无胸痛？"

如果有，则应该询问疼痛的性质、持续的时间、诱发的原因、缓解的方式、有无放射痛等。

医生:"是否感觉气短?"

如果是,则询问是发生在锻炼时还是在休息时,出现在夜间(阵发性夜间呼吸困难),还是躺下的时候(端坐呼吸)。

医生:"走多远会感觉到累?"(运动耐量)

医生:"心跳是否过快?像在敲击胸腔一样吗?"(心悸)

医生:"走路时有没有小腿疼痛?"(跛行)

医生:"膝盖是否肿胀?"(水肿)

呼吸系统:

医生:"是否有气喘或咳嗽?"如果有:"咳嗽时是否疼痛?"

医生:"是否有咳出物?"(痰或黏液)如果有:"是什么颜色?痰中带血吗?"

消化系统:

医生:"是否有腹痛?"

如果有,则应该询问疼痛的性质、持续的时间、诱发的原因、缓解的方式、有无放射痛等。

医生:"是否有恶心或呕吐?"如果有问:"是否有呕血?"

医生:"是否存在咀嚼或者吞咽困难?"

医生:"排便是否规律?"

医生:"大便是否有改变?"

医生:"最近大便是否正常?"

医生:"可以描述一下大便的颜色和黏稠度吗?"

泌尿系统:

医生:"排尿是否困难?"

如果有,应询问尿不尽、尿滴流、尿淋漓和尿痛等情况。"排尿是否能够排尽?排尿时是否有疼痛?"

医生:"尿是什么颜色的?是否尿血?"

神经系统:

医生:"是否有头痛或偏头痛?"

医生:"是否有过突然发作或者眩晕等?"

医生:"是否感到过针扎痛、麻木感或者局部麻木?"
医生:"四肢有过无力感吗?"
医生:"眼部或视觉是否有问题?"
医生:"听力正常吗?是否有耳鸣?"
医生:"语言表达方面是否有困难?"

精神方面:
医生:"情绪如何?是否感觉抑郁或者情绪低落?"
如果是,应该检查食欲和睡眠习惯是否有所改变,比如是否过早醒来,或是否感到悲伤。
医生:"记忆力是否有变化?"
医生:"是否焦虑?"(通常患者所说的紧张有可能就是焦虑。)

运动系统:
医生:"肌肉是否疼痛或无力?"
医生:"膝盖是否僵硬、疼痛或肿大?"

内分泌系统:
医生:"是否感觉过冷或过热?"(对冷或者热的耐受力下降)
医生:"是否比以前更容易出汗?"
医生:"是否容易口渴?"

第6章
体格检查与辅助检查

体格检查是指医生运用自己的感官和借助简单的检查工具(如体温计、血压计、叩诊锤、听诊器、检眼镜等),对人体健康状况进行的一系列最基本的检查。许多疾病通过体格检查再结合患者信息就可以做出临床诊断。

辅助检查是指医生在采集信息和体格检查后,需要借助医疗仪器和设备来排除或者明确临床诊断的一系列检查。主要包括医学影像[如X射线、计算机断层扫描(CT)、核磁共振成像(MRI)、B超等]、医学检验(如血液检测、分泌物和体液检测、肾功能检测、肝功能检测、生物化学检测、免疫学检测、病原体检测等)、病理检查、内窥镜检查、心电图、脑电图、肌电图等。

体格检查和辅助检查对诊断患者的疾病(包括定性和定量)和鉴别诊断,能够起到较大的作用。因此医生在对患者进行体格检查和辅助检查的过程中,应该进行良好和有效的医患沟通。

一、全面的体格检查

体格检查的方法主要有五种:视诊、触诊、叩诊、听诊和嗅诊。熟练进行全面、有序、重点、规范和正确的体格检查,既需要扎实的医学知识,更需要反复的临床实践和丰富的临床经验。体格检查既是诊断疾病的必要步骤,也是积累临床经验的过程,还是与患者交流、沟通、建立良好医患关系的过程。

体格检查过程中医生与患者之间适当交流,不仅可以融洽医患关系,而且可以补充病史资料,如补充系统回顾的内容。几个简单的问题可十分自然而快速地获取患者各系统患病的资料。在体格检查的同时,医生还可以对患者进行健康教育和心理支持。

传统的体格检查都是在采集病史之后再进行,主要是发现患者是否有阳性的特征或阴性的体征,完全忽视了观察和分析患者的性格和情绪。医生对患者的体格检查应该是从见到患者时就开始了。患者的面部表情、言谈举止、肢体动作、穿着打扮、随身物品、陪同人员等都暴露了患者的性格特征和情绪特点。

医患之间为什么会出现沟通不良？主要的原因就是医生不了解患者的性格、心理、情绪、立场等。为了避免这类事情的发生，医生应当培养识别患者性格和情绪的能力，当患者刚踏进诊断室的时候，最好第一眼就能大致分辨患者的性格和情绪。

患者性格千差万别，例如任性的人、自尊心强的人、不负责任的人、开朗乐观积极的人以及悲观消极的人……医生是否能在患者踏入诊断室的瞬间识别出他的性格，会对之后的诊疗效果影响较大。医生可以从每个患者的面部表情看出对方的情绪。面部表情是肢体语言中最重要的部分之一，它也是一面显示个人内心想法与感受的镜子。医生只要多留心，都能从每个患者的面部表情中辨识出他们的情绪。

日本曾经做过2秒钟识别表情的实验，观察人如何识别对方的表情。实验的过程是，首先准备一段影片，内容是7个研究所学生的自我介绍。删除影片中所有的声音效果，只留下人物的表情。影片剪辑成2秒、5秒、10秒3种长度，并且让完全不认识这7位学生的人观看只有面部表情的影片，看看是否能辨别出他们的性格特征。回答的选项是由36个项目所构成的18组性格特征。

表6-1　辨别表情实验选项设计

序号	选项	序号	选项
1	开朗	19	谦虚
2	阴沉	20	自大
3	宽宏大量	21	温暖
4	暴躁易怒	22	冷漠
5	认真	23	正直
6	散漫	24	欺骗
7	善良	25	聪明
8	有坏心	26	愚昧
9	圆滑	27	能力强
10	任性	28	能力弱
11	有毅力	29	淡泊
12	没耐心	30	执着
13	可靠	31	强势
14	不可靠	32	软弱
15	有亲和力	33	勤奋
16	难以接近	34	懒惰
17	朝气十足	35	一丝不苟
18	无精打采	36	粗枝大叶

当让略有表演经验的60名大学生以及40名社会人士作答时,发现一个很有趣的结果。回答者几乎都能从短短2秒的影片中,大致识别7位大学生的性格特征。

然后将这项实验回答者扩大到医疗从业人员,例如眼科、耳鼻喉科、内科等各科医生以及护士。除了东京外,在大阪、名古屋、仙台等不同的地区进行同样的实验,结果每一场实验都得出相近的结果。换句话说,这些实验足以显示,医疗从业人员只要仔细观察,都能在短短2秒内透过面部表情看出患者的大致性格特征。

体格检查时应当以患者为中心,要关心和体贴患者,要有高度的责任感和良好的医德修养。检查室环境温度要适宜,光线应适当,室内环境应安静。医生应仪表端庄,着装整洁,指甲修短,举止大方,态度诚恳和蔼。检查患者前,应有礼貌地向患者做自我介绍,并说明体格检查的原因、目的和要求,以便更好地取得患者的配合。检查结束后应对患者的配合和协作表示感谢。应注意避免交叉感染,检查前医生应洗手或用消毒液擦手,必要时可穿隔离衣,戴口罩和手套,并做好隔离消毒工作。

医生一般站在患者身体的右侧,检查手法应规范轻柔。全身体格检查时应全面、有序、重点、规范和正确。体格检查要按一定的顺序进行,避免重复和遗漏,以及反复翻动患者。

通常首先进行生命体征和一般检查,然后按照头部、颈部、胸部、腹部、脊柱、四肢和神经系统的顺序进行检查,必要时进行生殖器、肛门和直肠检查。根据病情轻重或影响检查结果的因素等,也可调整检查顺序,以便及时抢救和处理患者。在体格检查过程中,应注意左、右及相邻部位等的对照检查。注意保护患者的隐私,依次充分暴露各检查部位,该部位检查完毕即行遮蔽。应根据患者的病情变化及时进行复查,这有助于了解病情、补充和修正疾病诊断。

视诊是医生用眼睛观察患者全身或局部特征的诊断方法。视诊可用于全身一般状态和许多体征的检查,如年龄、发育、营养、意识状态、面容、表情、体位、姿势、步态等。局部视诊可了解患者身体各部分表面的变化,如皮肤、黏膜、眼、耳、鼻、口、舌、头颈、胸廓、腹形、肌肉、骨骼、关节外形等。特殊部位的视诊可能还需要借助某些简单的仪器设备,如耳镜、鼻镜、检眼镜及内窥镜等进行检查。

医生视诊时需要在适当的自然光线下进行,并且需要进行双侧的对比。医生在进行视诊时视线应该与患者检查部位保持同一水平,如果患者在卧位或坐位时,可能需要医生弯腰或蹲下进行视诊。医生在进行局部视诊时,应当保持目光的专注和柔和,如果需要较长时间观察局部情况或者较近距离观察时,应当给患者提前提示。医生由于年龄的原因出现远视情况,近距离观察局部情况需要摘下眼镜时,也需要告知患者,以免产生误会。

"我需要近距离仔细观察一下这个包块的情况,可以吗?"

"因为我现在出现老花眼,需要摘下眼镜来看一看,你不介意吧?"

触诊是医生通过手接触患者被检查部位时的感觉来进行判断的一种方法。它可以进一步检查视诊发现的异常征象,也可以明确视诊不能明确的体征,如体温、湿度、震颤、波动、压痛、摩擦感以及包块的位置、大小、轮廓、表面性质、硬度、移动度等。

有一次著名医学家裘法祖在门诊遇到一位老妇人来就诊,她说肚子不适好久了。裘法祖询问了病史,再让她躺下,又仔细触摸检查她的腹部。检查结束后,老妇人紧紧握住裘法祖的手,久久不放,说:"你真是一个好医生。我去了六七家医院,从来没有一个医生按摩过我的肚子。你是第一个为我做检查的医生。"

触诊是医生与患者之间直接的身体接触,患者可以通过医生的触诊了解到医生的手法熟练程度、态度是否热情、经验是否丰富。触诊前医生要向患者讲清检查的目的,消除患者的紧张情绪,取得患者的密切配合,特别是检查患者疼痛部位可能带来不适感时。

医生触诊检查时手应保持温暖,手法应轻柔,以免引起患者肌肉紧张,影响检查效果。在检查过程中,应随时观察患者的面部表情。腹部检查前,应嘱咐患者排尿,以避免将充盈的膀胱误认为腹部包块。

触诊腹痛患者时:

"为了明确您疼痛的部位和性质,我会用手检查一下肚子,可能会加重您的疼痛,谢谢您的配合!"

触诊患者肝脏时:

"我需要用手摸一下,看看您的肝脏是否增大。我可能用力大一点,会让您有一点不舒服,希望您忍耐一下。"

叩诊是医生用手指叩击患者身体表面某一个部位,使之震动而产生声响,根据震动和声响的特点来判断被检查部位脏器状态有无异常的一种方法。叩诊多用于确定肺尖宽度、肺下缘位置、胸膜病变、胸膜腔中液体多少或有无气体、肺部病变大小与性质、纵隔宽度、心界大小与形状、肝脾的边界、有无腹水及有多少,以及子宫、卵巢、膀胱有无胀大等情况。

医生对患者进行叩诊检查时,应确保检查室环境安静,以免影响对叩诊音的判断。根据叩诊部位,患者需要采取适当的体位,如叩诊胸部时,可取坐位或卧位;叩诊腹部时常取仰卧位;确定有无少量腹水时,可嘱患者取肘膝位。

叩诊患者背部时:

"我需要叩击您的背部检查一下,看看胸腔积水的量是否增加。您需要坐起来把背挺直,双膝立起来,用双手抱着双膝,坚持一分钟左右。"

听诊是医生根据患者身体各部位活动时发出的声音判断正常与否的一种诊断方法。广义的听诊范围包括患者身体发出的任何声音,如语音语调、呼吸声、咳嗽声和呃逆、嗳气、呻吟、啼哭、呼叫发出的声音以及心音、血管音、肠鸣音、关节活动音及骨擦音等,这些声音有时可能对临床诊断以及判断疾病是否缓解或加重提供有用的线索。

目前听诊最常用的方法是利用听诊器进行听诊检查。此法方便,可以在任何体位听诊时应用,听诊效果较好,因为听诊器对器官活动的声音有一定的放大作用,且能阻断环境中的噪声。

听诊环境要安静,避免干扰。室内温度要适宜,避免因为寒冷患者肌肉颤动而出现附加音。切忌隔着衣服听诊,听诊器体件应直接接触皮肤以获取确切的听诊结果。为防止听诊器过凉,接触皮肤前医生应用自己的手测试其温度,或者让患者用手感知一下温度是否合适,如果过凉时可用手摩擦捂热听诊器体件。根据病情和听诊的需要,嘱患者采取适当的体位。

听诊患者腹部前:

"我需要用听诊器在您肚子上听一下肠道蠕动的声音,您用手来摸一下听诊器,这个温度可以吗?"

"请您将衣服解开,我需要一分钟左右的时间。"

嗅诊是医生通过嗅觉来判断发自患者身体的异常味道与疾病之间关系的一种检查方法。患者皮肤、黏膜、呼吸道、胃肠道、呕吐物、排泄物、分泌物、脓液和血液等的气味,由于所患疾病的不同,其特点也不一样。临床工作中,嗅诊可迅速提供具有重要意义的诊断线索,但医生必须结合其他检查才能做出正确的诊断。

在医院急诊科,不仅中毒原因需要靠嗅觉判断,很多其他急症也可通过气味找到诊断线索。急诊患者中常见的10种特殊味道。

大蒜味:有机磷农药中毒或误服灭鼠药磷化锌,患者口中会出现一种刺激性的大蒜味。

烂苹果味:多见于糖尿病患者,特别是酮症酸中毒患者。可能看上去没啥特别症状,但这种味道能说明患者的病情正在恶化,体内正产生着大量酮体。有经验的医生会及时做出处理。

苦杏仁味:氰化物中毒患者会散发这种味道。

氨气味:类似化粪池的味道,或是小便味。当患者肾功能衰竭时,由于不能正常代谢,体内肌酐、尿素氮含量增高,口中就会产生这种特殊味道,配合浮肿等体征,可以考虑肾炎、尿毒症等病。

肝臭味:这也是一种类似于氨气的味道。严重的肝病患者因为代谢异常,会出现氨气、尿素的味道,特别是肝硬化、肝性昏迷患者多见。

粪臭味:有的患者被送到急诊科时,在其口中会闻到粪臭味,多见于急性腹膜炎和肠梗阻患者。

血腥味:牙龈出血、上消化道出血、肺结核咯血、支气管扩张咯血等,在患者口里可以闻到血腥味。

酸臭味:口中又酸又臭,患者恐怕有消化不良的问题。

甜臭味:多见于糖尿病足患者。

恶臭味:如坏疽等特殊的细菌感染患者。

医生对患者进行嗅诊检查时,一定要关注患者和家属的隐私和感受。因疾病的原因身上发出异常的味道,患者本就感到尴尬和难堪,如果医生嗅诊时语言和行为不当会导致患者的不满,甚至是纠纷的发生。医生对患者的呕吐物、排泄物、分泌物等进行嗅诊时尽可能避开患者,避免让患者产生不适的感觉。对患者身体气味、伤口气味等进行检查时一定要征询患者的意见,在患者同意的情况下,医生的表情和动作要展现出专业和认真,避免出现皱眉、快速躲避等行为。

"为了进一步明确疾病的情况,我需要稍近一点闻一下伤口的气味,您方便吗?"

"您和家属最近一段时间,有没有注意到身体的味道与没有生病以前有什么不同吗?"

1. 一般检查

医生对患者的一般检查是整个体格检查过程中的第一步,是对患者全身状态的概况性观察,以视诊为主,配合触诊、听诊和嗅诊进行检查。一般检查的内容包括:性别、年龄、体温、脉搏、血压、发育与体型、营养状态、意识状态、面容表情、体位姿势、步态以及皮肤和淋巴结的情况等。

全身状态检查首先需要判断的是患者的性别,疾病的发生与性别有一定的关系,某些疾病可能引起性别特征发生改变。患者的性别特征一般情况都比较明显,不难判断。遇见性别特征不明显、穿着打扮中性、男扮女装、女扮男装或者实施变性手术的患者,医生无法判断患者的性别特征时,应该向患者询问或者让患者出示身份证进行确认。这样的情况对于医生来讲,是一个比较棘手的问题,需要医生根据现场的状况和患者的状态来决定采取什么样的方法来确定。

"我们方便讨论一下您的性别问题吗?"

"您在生活中的行为习惯是偏男性一点,还是偏女性一点?"

"您是怎么看待自己性别的问题?"

年龄大小一般可以通过问诊即可得知,但是在某些情况下,如昏迷、死亡或隐瞒年龄时则需要通过观察进行判断,其方法是通过观察皮肤的弹性与光泽、肌肉的状态、毛发的颜色和分布、面部与颈部的皱纹、牙齿的状态等进行大体的判断。医生需要了解的是,我国某些地区是以虚岁来计算年龄,如果涉及一些纠纷或者法律问题时,一定要与患者确认实际的年龄。

"请问您今年年龄多大?"

"请问您的出生年月是什么时候?"

"请出示一下您的身份证件,我需要确认一下您的年龄。"

生命体征是评价患者生命活动是否存在及其质量的指标,包括体温、脉搏、呼吸和血压,为体格检查必须检查的项目之一。而今,世界卫生组织将疼痛确定为继血压、呼吸、脉搏、体温之后的"第五大生命体征",所以医生也需要对每位门诊或住院患者进行疼痛的筛查和评估。

测量体温的常规方法有腋测法、口测法和肛测法,最常见的是腋测法。

"我现在需要给您测量体温,请问半小时前您是否剧烈运动过?10分钟前您是否饮用了热水或冰水?您的双侧腋窝是否有汗?"

"需要您将体温计夹紧10分钟时间测量体温。"

"您目前的体温是37.5℃,有点偏高。正常体温是36~37℃。"

检查脉搏主要通过触诊,也可用脉搏计描记波形。检查时可选择桡动脉、肱动脉、股动脉、颈动脉及足背动脉,最常见的是检查桡动脉。检查时需将两侧脉搏情况对比,正常人两侧脉搏差异很小,不易觉察。某些疾病发生时,两侧脉搏明显不同,如缩窄性大动脉炎或无脉症。在检查脉搏时应注意脉率、脉律、紧张度、动脉壁弹性、强弱和脉波。

"请把手伸出来一下,我需要摸一下您的脉搏。"

"您的脉搏是80次/分,是正常的。正常范围是60~100次/分。"

正常成人静息状态下,呼吸为12~20次/分,呼吸与脉搏之比为1∶4。新生儿呼吸约44次/分,随着年龄的增长而逐渐减慢。由于呼吸易受主观因素的影响,因此在检查呼吸时切勿对患者有任何暗示。医生在检查脉搏结束后,手指仍应放在桡动脉处,但应观察病人胸廓或腹部随呼吸活动的情况,一般情况下应计时一分钟。

血压多采用间接测量法,即袖带加压法,以血压计测量。间接测量法的优点为简便易行,但易受多种因素影响,尤其是周围动脉舒缩变化的影响。医生给患者进行血压检查时,要采取恰当的方法让患者分散精力,放松情绪。千万不要直接告诉患者要放松、不要紧张,反而会让患者更加紧张,会影响血压测量的结果。

"等会我给您测量血压的时候,这个带子在充气时有点紧的感觉,这是正常的。"

开始测量血压前,可以通过与患者闲聊来转移患者的注意力,从而缓解患者的紧张情绪。

"请问您今天早上吃了什么?"

"今天是谁陪您一起来看病的?"

白大衣高血压(WCH)是指有些患者在医生诊室测量血压时血压升高,但在家中自测血压或24小时动态血压监测时血压正常。这可能是由于患者见到穿白衣的医生后精神紧张,血液中出现过多儿茶酚胺,使心跳加快,同时也使外周血管收缩,阻力增加,产生所谓"白大衣效应",从而血压上升。

疼痛是患者的主观感受,医生不能想当然地根据自身的临床经验对患者的疼痛程度做出武断的论断。对患者而言,疼痛一方面是机体面临刺激或疾病的信号,另一方面又是影响生活质量的重要因素之一。对医生而言,疼痛既是机体对创伤或疾病的反应机制,也是疾病的症状。急性疼痛常伴有代谢、内分泌甚至免疫改变,而慢性疼痛则常伴有生理、心理和社会功能改变,需要准确地评估和及早治疗。

数字等级评定量表(NRS)是目前临床上较常见的并且比较简单准确的评估主观疼痛的方法,适合用于门诊、急诊和住院患者的疼痛评估。此表便于医生掌握,也容易被患者理解。可以口述,也可以记录。但是此表在应用时个体理解的随意性较大,有时会出现判断上的困难。

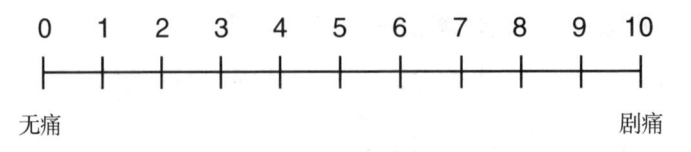

```
0  1  2  3  4  5  6  7  8  9  10
├──┼──┼──┼──┼──┼──┼──┼──┼──┼──┤
无痛                              剧痛
```

图6-1　疼痛数字等级评定量表(NRS)

"您看一下这个疼痛评估的标尺,0分表示无痛,10分表示是剧痛,您自己来判断一下目前您的疼痛大概能够评多少分?"

语言分级评分法(VRS)常将疼痛分为:

0级　无疼痛

1级　轻度疼痛:可以忍受,能正常生活和睡眠。

2级　中度疼痛:适当干扰睡眠,需要用镇痛药。

3级　重度疼痛:干扰睡眠,需要用麻醉镇痛药。

4级　剧烈疼痛:干扰睡眠较重,伴随其他症状。

5级　无法忍受:严重干扰睡眠,伴有其他症状或被动体位。

"医学上一般把疼痛分成5级,0级是无疼痛,1级是轻度疼痛,2级是中度疼痛,3级是重度疼痛,4级是剧烈疼痛,5级是无法忍受。您看看表单上相应的症状描述,您来评估一下目前您的疼痛应该是哪一级。"

意识是指人对环境和自身状态的认知与觉察能力,是大脑高级神经中枢功能活动的综合表现。正常人意识清晰,定向力正常,反应敏锐精确,思维和情感活动正常,语言清晰、流畅、准确,表达能力良好。凡能影响大脑功能活动的疾病均可引起程度不等的意识改变,称为意识障碍。根据意识障碍的程度可将其分为嗜睡、意识模糊、昏睡、谵妄以及昏迷。

"请问您叫什么名字?"

"您知道您现在在什么地方吗?"

"今天日期是多少？是星期几？知道吗?"

"您家里面有几口人？分别是哪些人?"

体位是指患者身体所处的状态。姿势是患者举止的状态。步态是指患者行走时所表现的姿态。患者体位的改变、姿势和步态的异常对某些疾病的诊断具有一定的意义。

"您能否坐起或者躺下?"

"您向前走几步给我看看。"

皮肤本身的疾病种类就很多,而且其他很多疾病在病程中可伴随皮肤病变和反应。皮肤的病变和反应有的是局部的,有的是全身的。皮肤病变除了颜色改变外,亦可有湿度、弹性的改变,以及出现皮疹、出血点、紫癜、水肿及瘢痕等。皮肤病变的检查一般通过视诊观察,有时需要配合触诊。

"请您将衣服解开一下,我需要看一看皮肤的颜色以及是否有皮疹。"

"这一块皮肤的颜色和平常一样吗?"

淋巴结分布于全身,一般体格检查仅能检查身体各部位浅表淋巴结。正常情况下,淋巴结较小,直径多在 0.2～0.5 cm,质地柔软,表面光滑,与毗邻组织无粘连,不易触及,也无压痛。

"您平时是否注意到颈部的淋巴结有肿大?"

"我这样轻轻地按压这个地方,有什么感觉吗?"

2. 头部检查

头部及其包含的器官是人体最重要的外形特征之一,是医生最先和最容易观察到的部分,仔细检查头部常常能获得很多有价值的诊断资料,所以应进行全面的视诊和触诊。

检查头发要注意颜色、疏密度、脱发的类型与特点。头皮的检查需要分开头发观察头皮颜色、头皮屑,有无头癣、疖痈、外伤、血肿及瘢痕等。

"我需要检查一下您的头部,我按压的时候有疼痛感吗?"

眼的检查包括4个部分:视功能、外眼、眼前节和内眼。视功能包括视力、视野、色觉和立体觉等检查;外眼包括眼睑、泪器、结膜、眼球位置和眼压检查;眼前节包括角膜、巩膜、前房、虹膜、瞳孔和晶状体;内眼,即眼球的后部,包括玻璃体和眼底,需要用检眼镜在暗室内进行。

"我需要给您进行视力检查,您需要指出字母E开口的方向。我们先从右眼开始,请将左眼遮住。"

"我需要给您进行色觉的检查,您需要在每一张图纸中看清上面的彩色数字或者图案,然后告诉我是什么,听明白了吗?"

"接下来我们需要检查一下眼球的运动,您的眼睛随着我手指的方向进行移动。"

耳是听觉和平衡器官,分外耳、中耳和内耳三个部分。外耳需要检查耳郭和外耳道。中耳需要检查鼓膜是否穿孔,是否有分泌物;乳突是否有红肿、压痛和瘘管。体格检查时可以粗略或精确地检查患者的听力。

"我需要给您检查一下耳朵,我按压的时候这个地方有疼痛感吗?"

"我需要检查一下您的听力,等一会儿我说出一个词语,您听到以后请复述一下,如果没有听到就请您告诉我。"

鼻部检查需要注意鼻部皮肤的颜色和鼻外形的改变;鼻翼是否有扇动;鼻中隔是否有偏曲;鼻腔黏膜是否充血;鼻腔是否有出血和分泌物;鼻窦是否有压痛。

"我需要用鼻镜撑开鼻孔看看鼻腔里面的情况,可能有点不舒服,请您配合一下。"

"我双手拇指按压的地方疼痛吗?"

口的检查包括口唇、口腔黏膜、牙齿、牙龈、舌、咽部、扁桃体、喉部、腮腺及口腔的气味等。

"我需要用压舌板轻轻按压舌头以便观察扁桃体的情况,可能有一点不舒服,希望您配合一下。"

3.颈部检查

颈部的检查应在平静、自然的状态下进行,患者最好取舒适坐位,解开衣服,暴露颈部和肩部。如患者卧位,也应尽量充分暴露肩颈部。检查时手法应轻柔,当怀疑颈椎有疾患时更应注意。

颈部需要检查外形与分区、姿势与动作、皮肤与包块、颈部血管、甲状腺和气管等。

"我需要检查一下您的颈部,为了方便检查,请把上衣的扣子解开,把颈部和肩部露出来。"

"我现在检查甲状腺的位置和大小,需要您吞一次唾液来配合一下。"

4.胸部检查

胸部是指颈部以下和腹部以上的区域。胸部检查的内容很多,包括胸廓外形、胸壁、乳房、胸壁血管、纵隔、支气管、肺、胸膜、心脏和淋巴结等。胸部检查的目的就是判断这些部位和脏器的生理和病理状态。

胸部检查内容较多,时间较长,需要患者的身体进行充分的暴露,所以患者最好是穿着专门的病员服进行检查。男性医生对女性患者进行乳房检查前一定要征询患者及其家属的意见,患者及其家属同意后应当在女性医务人员的陪同下进行检查,避免发生不必要的医疗纠纷。

"您目前乳房的情况,需要仔细地检查一下,由我来给您做检查可以吗?"
"这是我们科室的护士,由她陪同我一起给您做乳房检查。"

检查胸部时患者一般采取坐位或仰卧位,脱去上衣,使腰部以上的胸部得到充分暴露。室内环境要舒适温暖,因为寒冷会诱发肌肉颤动,往往造成视诊不满意或听诊被干扰。

对患者进行语音震颤检查时,需要患者的密切配合。医生需要给患者做正确的示范,让患者理解发声动作的要领。

"我需要您配合做一个检查,用相同强度的声音重复发出'衣'的长音。我来给您示范一下'衣、衣、衣、衣……'您来试一下。"

5.腹部检查

腹腔内有很多重要脏器,主要涉及消化、泌尿、生殖、内分泌、血液及血管系统,故腹部检查是体格检查的重要内容,是诊断疾病十分重要的方法。腹部检查应采用视诊、触诊、叩诊、听诊四种方法,尤以触诊最为重要。

触诊是腹部检查的主要方法,对腹部特征的认知和疾病的诊断具有重要意义,可以进一步确定视诊所见,又可为叩诊、听诊提示重点。有些体征如腹膜刺激征、腹部肿块、脏器肿大等主要通过触诊发现。

为了使腹部触诊达到满意的效果,患者应排尿后取低枕仰卧位,两手自然置于身体两侧,两腿屈起并稍分开,以使腹肌尽量松弛。医生嘱患者做张口缓慢腹式呼吸,吸气时横隔向下而腹部上抬隆起,呼气时腹部自然下陷,可使隔下脏器随呼吸上下移动。

腹部触诊的原则是先触诊健康部位,逐渐移向病变区域,以免造成患者感受的错觉。医生边触诊边观察患者的反应与表情,对精神紧张或有痛苦的患者给予安慰和解释。亦可边触诊边与患者交谈,可转移其注意力而减少腹肌紧张,以保证顺利完成腹部检查。

"我需要给您进行腹部检查,请您把衣服解开,裤带松开,双膝屈起来并分开。"

"我触摸您的肚子时,需要您张口缓慢地呼吸来配合一下。"

"我在触摸您的肚子时,可能会引起一些不舒服或疼痛,希望您忍耐一下,好吗?"

6.生殖器、肛门及直肠检查

泌尿外科、妇产科、普外科、肛肠科等疾病需要进行生殖器、肛门及直肠的检查,但是医生对患者这些隐私部位的检查,对于患者来讲是比较尴尬和不适的事情。所以医生在对患者进行生殖器、肛门及直肠检查时,面部表情要温和、肢体动作要轻柔、语音语调要和缓,应将检查室门锁闭或者将病床的围帘围上,要让患者在一个相对安全和舒适的状态下进行检查。

医生给患者进行生殖器、肛门及直肠检查时,应该首先征得患者的同意,然后要充分地保护患者的隐私部位,最后需要强调的是异性医生给患者进行这些部位的检查时,一定要有与患者同性别的医务人员陪同,避免发生不必要的医疗纠纷。

男性生殖器包括阴茎、阴囊、前列腺和精囊等。阴囊内有睾丸、附睾及精索等。检查时应让患者充分暴露下身,双下肢取外展位,视诊与触诊相结合。先检查外生殖器阴茎及阴囊,后检查内生殖器前列腺及精囊。

检查前列腺时,需要患者取肘膝卧位,跪卧在检查台上,也可采用右卧位或站立弯腰位。医生要根据患者的年龄、身高和体型等,要求患者采取合适的检查体位,为了方便检查,医生需要对患者采取的体位进行示范或者讲解。

"为了疾病的诊断,我需要对您的生殖器进行检查,您看可以吗?"

"为了方便检查,需要您将裤子脱掉,谢谢您的配合!"

"在检查过程中,如果有什么不舒服,请及时告诉我。"

女性生殖器包括外生殖器和内生殖器两部分。外生殖器包括阴阜、大阴唇、小阴唇、阴蒂、阴道前庭等。内生殖器包括阴道、子宫、输卵管、卵巢等。未婚女性一般不要进行阴道检查,医生对患者进行阴道检查时,需要明确告知患者,并征得其同意。检查前患者应排空膀胱,充分暴露下身,仰卧于检查床上,两腿外展、屈膝。

女性患者对隐私部位的检查可能会更加敏感,医生在检查时应当关注患者的感受。男性医生对女性患者进行生殖器检查前一定要征得患者的同意。对女性患者进行双合诊检查时,应提前告知患者检查的作用和检查的方法,避免患者产生反感。

男医生对女性患者进行生殖器检查时:
"今天由我来给您进行生殖器的检查,护士在旁边协助我,您看可以吗?"
医生给女性患者进行双合诊检查时:
"我检查一下您的子宫和卵巢,这种检查需要用一只手按压腹部,另一只手进入阴道来进行配合,可能有点不舒服,希望您配合一下,可以吗?"

如果是在专门的妇科检查床上进行检查,首先要考虑患者是否方便移动,对于身高较矮或者孕妇等需要准备脚凳或者进行必要的搀扶;然后是检查床上铺的一次性床单,应当一人一换,最好是在患者检查之前更换,让患者亲眼见到;最后患者腿部和膝关节位置放置的支架上需要放置布垫等,避免患者感到冰冷和不适。

"检查床有点高,您可以踩着脚凳上去,请注意脚下的安全!"
"这个检查床有些偏高,您上去的时候可能不太方便,需要我搀扶一下吗?"

肛门与直肠的检查方法简便,但常能发现许多有重要临床价值的指征。医生很多时候感觉给患者进行肛门与直肠检查有点尴尬,常常会放弃。肛门与直肠检查时常用的体位有:肘膝卧位、左侧卧位、仰卧位、截石位、蹲位等。

医生对患者肛门与直肠进行触诊检查时,右手食指戴指套或手套,并涂润滑剂,如肥皂液、凡士林、液体石蜡后,将食指置于肛门外口轻轻按摩,等患者肛门括约肌适应放松后,再徐徐插入肛门、直肠内。

"我需要用手指来检查一下您的肛门和直肠,可能会有一点不舒服,希望您不要紧张。如果您有什么不舒服,请及时告诉我,您看可以吗?"

7. 脊柱与四肢检查

脊柱是支撑体重,维持躯体各种姿势的重要支柱,是躯体活动的枢纽。脊柱有病变时会局部疼痛、姿势或形态异常以及活动受限等。脊柱检查时患者可处站立位或坐位,按视诊、触诊和叩诊的顺序进行。

四肢及其关节的检查通常并用视诊与触诊,特殊情况下采取叩诊和听诊。四肢检查除大体形态和长度检查外,应以关节检查为主。

脊柱和四肢关节最常见的检查是关节活动度检查,关节活动范围的测定是诊断肌肉、骨骼、神经受损病人的基本步骤,是评价关节运动功能损害的范围与程度的指标之一。关节活动度检查分为主动活动检查和被动活动检查。

"我需要检查一下您脊柱的活动情况,您最大限度地往下弯腰,如果有什么不舒服就停下来。"

"需要您将右手掌搭在左肩部,并且将右肘部贴紧胸部,看看是否可以,如果有什么不舒服请告诉我,好吗?"

8.神经系统检查

通过神经系统检查,能获取对疾病的定位和定性的诊断信息。医生在进行神经系统检查时,首先要确定患者对外界刺激的反应,即意识状态,因为许多神经系统检查均要在患者意识清醒状态下完成。

脑神经共有12对,检查脑神经对患者颅内病变的定位诊断极为重要。检查时应按顺序进行,以免遗漏,同时注意双侧对比。

运动功能包括随意运动和不随意运动。检查主要包括肌力、肌张力、不自主运动和共济运动等。

"我需要检查一下您左上肢的肌肉力量,请您将左上肢抬起来离开病床。"

感觉功能检查主要包括浅感觉、深感觉、复合感觉等。感觉功能检查时,患者必须意识清晰,检查前让患者了解检查的目的和方法,以便能充分合作。检查时要注意左右侧和远近端部位的差别。感觉功能检查主观性强,易产生误差,因此检查时注意嘱咐患者闭目,避免主观或暗示作用。

"我检查一下您双下肢疼痛的感觉,检查时需要您将双眼闭上,我用别针的针尖轻刺时,是否感觉疼痛?请您告诉我,好吗?"

神经反射包括生理反射和病理反射。根据刺激的部位,又将生理反射分为浅反射和深反射。病理反射是指在正常生理条件下不会出现的反射反应。出现病理反射肯定为中枢神经系统受损,但对于1岁以下的婴儿则是正常的原始保护反射。

自主神经功能检查主要包括眼心反射、卧立位试验、皮肤划痕试验、竖毛反射、发汗试验等。

9.重点体格检查

全面体格检查对于了解患者的病情,建立完整的患者医疗档案是必不可少的。但是在门诊和急诊的日常工作中,医生和患者沟通交流的时间是有限的。医生通过采集信息,对患者患病的器官、系统和病变部位已经有了初步的线索和印象。

医生在采集信息的基础上,可以用较少的时间对患者进行重点的、更有效的体格检查。长期的医疗实践证明,重点体格检查对获取门诊和急诊患者诊断资料是完全可行的。重点体格检查顺序与全面体格检查基本一致,但应根据患者的病情、体位和需要对体格检查的部位和内容做适当的调整,既要尽量减少患者的不适,又要较快地完成针对性的体格检查。

二、必要的辅助检查

辅助检查是医务人员主要通过医疗仪器和设备来检查患者身体的定性或定量的指标,对疾病的诊断或者排除有一定的帮助。辅助检查是相对采集信息和体格检查而言。

随着医疗技术和医疗设备的不断发展,医疗机构的辅助检查项目越来越多。主要包括医学检验、医学影像、病理检查、内窥镜检查、心电图、脑电图、肌电图等项目。

患者进行辅助检查的步骤是:首先医生开具辅助检查申请单,然后相关辅助检查科室的医生进行检查,最后患者将辅助检查报告单交回给医生,医生结合报告单对疾病进行诊断。

医生为患者开具辅助检查申请单需要明确三个方面的问题:一是进行辅助检查的原因;二是辅助检查时需要注意的事项;三是与相关部门协调患者进行辅助检查的流程安排。

表6-2 辅助检查申请单告知

辅助检查	语言示范
检查原因	"目前根据您所讲的情况和我们的检查,初步考虑是胃的问题,需要做胃镜检查以便进一步确定疾病诊断,因为胃镜可以直接看到您胃部的情况。您有什么问题吗?"
注意事项	"做胃镜检查需要胃里没有食物才能看得清楚,所以明天来做这个检查。从今天晚饭后就不能吃任何食物,晚上十二点以后水也不能喝了,请一定记住,不然会影响检查结果。" "您来说说胃镜检查前需要注意什么。"(确认)
流程安排	"明天早上您先去检验科抽血,然后去内镜中心做胃镜检查,最后去放射科拍片。听清楚了吗?"(确认)

辅助检查科室医生为患者进行辅助检查时,首先要核实患者的身份信息(如姓名、年龄、门诊号、住院号等)和检查项目等,然后要告知患者留取标本或者检查注意事项,最后要告诉患者领取辅助检查报告的时间及如何与医生联系等。

表6-3 辅助检查操作流程

操作流程	语言示范
核实信息	核查患者身份信息: "请问您叫什么名字?"或者"请问做检查的病人叫什么名字?" 核查检查项目或检查部位: "请问医生有告诉您来做什么检查吗?"或者"请问您这次受伤的是哪一条腿?"
注意事项	血液检查: "为了保证检查结果的准确性,请在检查前一天不饮酒,饮食清淡一点,晚上十二点以后不要吃东西和饮水。" X射线检查: "为了避免照片的时候出现伪影,需要您将胸罩脱掉。" B超检查: "因为进行子宫、输卵管和卵巢的检查,需要膀胱胀尿,所以等一会儿需要喝800~1000毫升水。"
领取报告	"做这项检查需要一小时左右的时间,请您在一小时后来这里领取报告。" "您是住院的患者,检查报告出来以后,有专门的人员将报告送到您住院的科室,您不需要来领取报告。" "您的检查报告大约半小时以后出来,我们会直接以短信的方式将结果发到您手机上,同时我们也会将检查报告传送给您的医生。"

第7章
病情告知与治疗方案

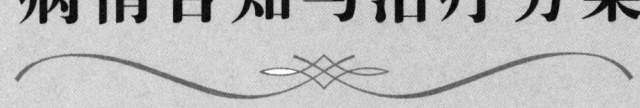

病情告知与治疗方案也是有效医患沟通的重要内容,它包括如何让患者与家属了解患者病情,共同参与治疗方案的决策,让患者能够遵守医生的医嘱,如准确服药、功能锻炼、合理饮食、控烟限酒、心理平衡等健康生活方式。

目前医生给患者和家属进行病情告知时,多是讲解一下医学专业术语,很少给患者和家属思考和提问的时间,医生较少关注患者和家属对病情的关切程度,而更关注的是患者和家属是否在知情同意书上签字,自己所书写的病历记录是否完整。

医生在告知患者及其家属治疗方案时,一般都有一定的倾向性和主导作用。医生很少将几种不同的治疗方式进行详细的比较分析,更多考虑临床科室或自己最擅长或者喜欢的治疗方案,甚至是医院、科室或个人经济利益最大化的治疗方案。其实我们给患者和家属的不是选择的权利,更多的是被迫接受。

个别医生在进行病情告知和治疗方案沟通时,有意无意地带有威胁或恐吓的语气。

病情告知与治疗方案对于一次有效的医患沟通是至关重要的。如果不能做出一个让患者感觉良好、能够理解并愿意遵从的医疗计划,那么就算医生发现了患者的担忧,采集到了完善的病史,具有渊博的知识都是没有用的。治疗方案如果得不到有效的执行,也就浪费了医生在评估和诊断中的一切努力。

一、知情同意中存在的问题

在临床的实践中,知情同意这一过程其实面临很多问题和实际的困难。

第一是医生给予的信息数量够吗?通常医生仅给患者提供很少的信息。研究表明,美国内科医生在长达20分钟的医患沟通中,平均只用不超过1分钟的时间为患者提供信息,而他们却把完成这一任务的时间高估了9倍。

英国的全科医生也过高估计他们所完成的病情告知与治疗方案的程度,包括与患者讨论用药风险;讨论患者服从治疗计划的能力;听取患者对药品处方的意见。

有一项针对澳大利亚全科医生的研究发现,尽管患者在医患沟通之前缺乏医学常识,并强烈表达了获取疾病有关信息的愿望,但是大多数患者没有得到疾病的诊断、预后、病因或治疗措施的基本信息。

有研究结果表明,医生开具处方是对患者的医嘱,在20%的病例中医患双方没有进行任何讨论,在30%的病例中医生没有告知患者药物名称和用药目的,在80%的病例中没有提到用药次数,而90%的病例中没有提到用药的疗程。

某项针对加拿大全科医生和患者之间有关用药问题讨论的研究,评估了40位资深的全科医生接诊462位患者时的录音带。以处方新药为例,在75.9%的病例中讨论了用药方法,但很少讨论药物副作用,只有35.4%的病例讨论了复诊的原因,而对新处方遵从问题的讨论仅占5%。

第二是医生所给的信息符合患者的要求吗?临床工作中,医生和患者对不同种类医疗信息的重要性存在一定的分歧。医生认为病情告知与治疗方案中很重要的信息,患者和家属不一定非常关心和在意。

患者最重视疾病的诊断、预后、病因等医疗信息,而医生们却大大低估了患者对预后和病因信息的期望,反而高估了患者对治疗和药物的期望。患者个人真正的需求可能未得到医生的足够重视。

第三是患者能够理解医生所使用的语言吗?通常医生不仅使用患者不易理解的语言,而且好像还利用它来控制患者在医学会谈中的积极参与。

儿科医生在与患儿父母进行医患沟通时,使用例如"黄疸""水肿"等医学专业术语,这对于大部分患儿父母来说都存在不同程度的理解困难。患儿的父母对医学专业术语感到困惑,但很少要求医生澄清或解释这些陌生的词语。

还有研究表明,医生和患者共同参与"沟通阴谋"。仅有15%的被访者承认他们不理解医生所用的陌生词汇。反过来医生们侃侃而谈,俨然患者听懂了他们所说的全部。医生们故意用高度专业的医疗术语来控制沟通,并限制患者的问题。当医生感到时间压力时,这种做法经常会出现。

第四是患者能理解并记住医生提供的信息吗?患者不可能记住医生所给予的全部信息,也不可能理解那些难懂的信息,早期研究表明患者只能记住50%~60%的信息。患者记住了很多信息,但患者并不能够完全理解关键信息的含义,而且并不全部赞同医生的观点。

第五是患者参与医疗决策制定能达到他们期望的水平吗?相关研究表明,到肿瘤门诊就诊的确诊为乳腺癌的女患者,22%的患者希望自己选择治疗方案,44%的患者想和主治医生一起选择治疗方案,34%的患者想把治疗方案的决定权委托给主治医生。只有42%的患者认为,治疗方案决策参与度达到了她们期望的水平。

第六是患者遵从医生制订的医疗计划吗?有研究表明,医生开出处方药品后,10%~90%(平均50%)的患者要么不服用药,要么不正确服药。然而,令人惊讶的是,医生倾向于忽视将患者不遵守医嘱作为预后不良的可能原因。不遵医嘱的代价特别昂贵,每年因不正确使用或根本不使用处方药品而造成巨大浪费,不遵医嘱将导致更多花费,包括额外就诊、辅助检查、额外用药、住院或家庭病房治疗、患者丧失劳动能力或者提前早死亡等。

二、病情告知技巧

病情告知是指医生告诉患者目前疾病的主要诊断,包括疾病诊断的依据和方法、病情的危重程度、治疗的转归情况、需要进行的进一步辅助检查。

医生对患者进行病情告知时,首先要询问患者对疾病的了解程度,希望知道疾病的哪些相关信息;其次医生提供相应的信息;再次医生要确认患者已经记住和理解了与疾病相关的信息;最后是医生如何告知患者坏消息。

第一是了解患者所知所想。医生对患者进行病情告知的一个关键性的互动步骤是评估患者所了解的疾病相关知识。如果不主动弄清楚患者的出发点,医生怎么能确定在什么水平上提供病情的信息?医生又如何估计自己对疾病的看法与患者对疾病看法的差异?医生又怎么知道该采取何种方法来达到共同理解?

医生分别给一位大学教授和一位农民解释糖尿病的诊断和并发症,显然他们的理解水平和处理信息的潜在能力不同。但是,不直接询问患者的既有知识而做出这种假设却很危险。这位大学教授很可能不了解糖尿病的相关知识,只知道糖尿病到了晚期可能会导致眼睛失明,从而威胁其职业生涯。而这位农民可能因为父母患糖尿病,对糖尿病有着深入的了解。因此,进一步详细解释之前,不妨先询问:

医生:"我想知道您对糖尿病了解多少?"

患者:"我知道得不多,我大学最好的朋友得过这个病。"

医生:"如果我能了解您都知道些什么,这样我可以帮您查漏补缺。"

同样的,询问每位患者对信息的期望也非常重要。虽然大多数患者希望医生提供更多的信息,但有少部分患者希望少点信息。医生如何发现患者是希望多了解信息,还是少了解信息呢?最直接的方法就是在医学会谈的一开始就询问患者。

医生:"关于糖尿病诊断及其治疗用药的问题,我有许多信息乐意与您分享。根据我们以往的经验,有的患者愿意知道很多这类的信息,而有的患者则相反。那么,您本人希望了解多少呢?希望了解哪些内容?"

患者:"喔,医生,我今天只想简单地了解一下我这个病目前的情况,我这病是怎么得的?我目前的情况治疗后效果怎么样?我还想了解一下平时生活中需要注意些什么。"

记住,患者对疾病信息的偏好和需求可能随时随地变化。例如,一位临终患者可能因为生命即将终结,而从回避和否认转向接受和更公开地讨论自己的病情和生存的时间。医生应该意识到这种转变的可能性,而不能假定患者想法是一成不变的。

第二是医生提供正确的信息。医生给患者进行病情告知的过程中,正确的信息类型和数量非常重要。在医患沟通中,医生应在信息不足和信息过量之间平衡,医生在想要告知的信息和患者想要知道的信息之间寻找平衡。

医生常常错误理解患者想要得到的信息量,倾向于低估患者的信息需求。有研究表明,在65%的病例中,内科医生低估了患者的信息量需求;只有在6%的病例中,医生高估了患者的信息需求。

医生同样常常误解患者所需要的信息类型。医生经常不解释"发生什么了?为什么会发生?为什么是我(患者)?""为什么是现在?如果什么也不做会怎么样?"之类的问题,相比有关治疗的信息,患者更想获得这类信息。猜测每个患者的个人需求极其困难,直接询问是防止遗漏重要信息的一个最简单的方法。

医生:"您还有哪些问题需要我解答吗?或者,还有哪些要点我没有涵盖呢?"
患者:"您认为我会传染别人吗?我的意思是,这种病会传染吗?"

在医患沟通中,医生提供正确的信息还包括在恰当的时机进行解释。在临床工作中,一个常见的问题,就是医生过早地给患者提供建议、信息或者安慰,提供一些没有根据的乐观保证。最佳时机是医生掌握了完整信息后再进行解释。

例如,在采集信息阶段,一位感冒患儿的母亲可能会提出问题:
母亲:"我的孩子这次感冒以后发热、咳嗽感觉比以前要严重,这次需要使用抗生素吗?"
医生:"孩子就是一个普通的感冒,不需要用抗生素。民间有一句老话:是药三分毒。不要一感冒就给孩子用抗生素。"
医生给患儿进行肺部听诊时发现肺部有湿啰音,血常规检查白细胞明显增多,胸部X射线检查显示肺部有感染病灶。
医生:"孩子的这次感冒已经引起了肺部感染,需要用一些抗生素进行治疗。"

如果医生换一种做法,首先表示自己已经听到了患者及其家属的问题,等掌握了所有信息以后再进行明确的答复。

医生:"这个问题暂时我不能回答您,需要等我对孩子的身体进行检查,必要的时候可能还需要进行辅助检查,之后我再给您一个明确的答复,可以吗?"
等体格检查和辅助检查完成以后:
医生:"刚才我给孩子进行身体检查的时候,测量体温偏高,在肺部听到了湿啰音,血常规和胸部X射线检查都提示肺部有感染,所以这次给孩子的治疗需要使用一些抗生素。"

医生给患者提供正确信息,需要使用通俗易懂的语言,尽量减少医学专业术语,如果必须使用医学专业术语时,应当给患者加以解释。医生在与患者进行沟通时,尽量使用短词和短句。

使用图表、模型、书面信息和说明书,能够增强患者的理解和依从性。如印刷材料的有效设计能够促使患者翻阅和提高记忆,视频资料会增强患者的记忆、理解、满意度和能动性。

第三是帮助患者准确记忆和理解。通过使用一些沟通技巧能使信息提供更有效。

其一是将告知患者的信息进行分类。将要传达的信息分成若干部分,并使各部分之间遵循一定的逻辑顺序。然后将信息分类的情况清晰地告诉患者,即语言提示。语言提示无论在实验室还是临床实践中,都有助于患者的记忆力的提高。

医生:"我有三件事情给您解释:第一是您目前患了什么病?第二是您目前需要做哪些辅助检查?第三是您可能需要哪些治疗?"

告诉患者信息告知的基本框架,能减少患者的焦虑,而焦虑正是阻碍医患有效沟通并影响患者准确记忆和理解的重要因素之一。

其二是对重要信息进行明确的标注。若将医疗信息按先后顺序告知,先给予的信息较易被患者记住。通常患者对听到的第一个信息记忆最深刻,即"首因效应"或"第一印象"。此外,如果对某项信息冠以"重要"的标签,也会有助于患者对医生观点的认知和关注。

首因效应:

医生:"今天与您沟通的第一件事情是,您目前的病情不太稳定,需要每月定期来医院进行复查。"

重要标注:

医生:"这件事情对于您来讲是非常重要的,就是每天定时按照医嘱服用药物。"

其三是将告知患者的信息进行模块化。医生可能在一次医患沟通中灌输大量的信息给患者,不管如何采取"首因效应"和"重要标注"的做法,患者都可能会注意力分散而无法听清楚信息。

医生可以将需要告知患者的信息进行模块化,采用少量多次的方法传递给患者。每一模块的信息告知以后,进行一定时间的停顿,检查患者是否已经理解,并以患者的反应为基准判断下一步需要提供什么信息。只有这样,患者才有可能记住和理解医生提供的信息。当患者消化吸收了上一段信息后,才会准备好接受下一段信息。

医生:"您目前患的是原发性高血压,根据您提供的家族史,家族遗传的可能性比较大。麻烦您告诉我,您知道自己患了什么病吗?"

患者:"我患的是高血压,可能和我父亲也是高血压有一定的关系。"

医生:"高血压患者平时的饮食需要特别注意:第一是少吃高胆固醇的食物,比如动物内脏、蛋黄等;第二是少吃肥肉;第三是不要吃得太咸;第四是要控制每天饮酒的量;第五是禁止吸烟。请您来重复一下,平时的饮食需要注意什么?"

患者:"我平时就不吸烟和饮酒,这对我来讲比较容易。少吃肥肉我也能做到。可能对我来讲,最难的就是不要吃得太咸。因为我老家是东北的,我们那里的口味都比较重。"

其四是重复告知患者重要的信息。一是医生对重要信息的重复;二是患者对重要信息进行复述。医生对重点的信息进行重复能帮助患者加强记忆。

医生:"好的,我重复一下。您目前患的是糖尿病,在平时的生活中最需要注意的就是饮食的控制,主要是控制摄入的总热量和体重控制。如果饮食控制不好的话,单纯的药物治疗效果是不佳的。"

患者的复述也是一种高度有效的沟通技巧。通过邀请患者用自己的语言复述,医生也可以检查患者对信息的理解,必要时医生予以澄清。患者复述结合医生的重复,可使患者即刻记忆大部分信息。患者复述给医生和患者都带来好处,医生能够准确了解患者理解了什么,还有哪些内容需要再次重复。

邀请患者复述的困难在于,医生需要把握措辞和语调。医生可以经常练习一下如何要求患者复述。

医生:"我知道今天和您说了很多的信息,我担心可能没有完全表达清楚,如果您能复述一下您理解和记住的内容,那有助于我判断我们今天的沟通是否达到了目的。"

仅仅提高患者对信息的记忆并不一定能导致更好的医疗效果。如果患者能够记住医生所说的话,却不能理解其中的含义怎么办?医生判断所传递的信息是否对患者产生了好的医疗效果的指标:第一是患者是否记忆;第二是患者是否理解;第三是患者是否运用;第四是患者是否有效。

第四是医生如何告知患者坏消息。坏消息主要是指患者的病情非常严重,目前没有确切的治疗方法,可能出现严重的身体残疾或者患者可能在短期内死亡等。例如:患者可能患有癌症,或者艾滋病检测阳性,或者告诉一位母亲她所怀的孩子患有唐氏综合征的高危风险。

更常见的是,医生不得不告诉患者一些在医生看来并不特别严重或"坏"的消息,但患者认为很重要或很"坏"。例如:医生做出类风湿性关节炎、甲状腺功能低下的诊断,告诉患者患有贫血,或者宫颈刮片结果是轻度阳性,或者告诉一个第二天想去度假的患者,他得了流行性感冒并且不可能及时康复去旅行。很多时候,医生没有意识到自己所给予的信息对患者的重要性,以及信息可能造成的影响。

临床实践中,医生出于对患者保护的目的,通常向患者隐瞒坏消息,只告诉患者的家属或者使用委婉、暗示的词语告知。但绝大部分患者希望医生能够坦诚相告。即使是坏消息,患者也希望得知自己的现状和病情未来的发展。

第一步,充分的事前准备。医生告知患者坏消息的事前准备分为医生事前准备和患者事前准备。医生的事前准备需要评估患者已经知道什么,还想知道什么,究竟哪些消息需要告诉患者,而这些消息可能对患者造成怎样的影响。医生还需要思考患者可能询问到哪些方面的问题,自己将如何回答患者询问的这些问题。

如果医生尚未完全掌握患者所需的信息,那应该考虑推迟向患者告知坏消息,并去寻求相关的建议。如果医生对告知患者坏消息缺乏经验或者意识到患者可能询问一些自己无法回答的问题,可以让上级医生或者患者的责任护士一起陪同参与。

患者事前准备包括:一是家人陪同。医生告知患者坏消息时,最好有患者的家人陪伴,有利于安抚患者的情绪和共同面对困难。二是充足时间。要提前告诉患者及其家人要准备充足的时间,需要充分引导患者及其家人提问,然后医生给予回答,以消除他们的顾虑。三是保护隐私。患者的病情信息隐私需要得到保护,最好安排在专门的医患沟通室内进行。

第二步,预告不良征兆。医生在告知患者坏消息时,要诚恳但不能太直白。要先给患者提示,让他们知道情况不是很好,他们很可能会感到失望,让患者和家人有短暂的时间做心理准备。

医生:"您目前的病情看起来比我们预计的还要严重!"或者"您目前的病情对您来讲是一个不好的消息!"

医生这样的话虽然会让患者感到不安,但是如果没有提前告知不良征兆,患者会更加措手不及。患者对这样的话语会非常敏感,所以医生需要紧接着进行清晰的解释。

第三步,传递病情信息。患者在被告知坏消息时,医生的专业和坦诚同样重要。患者希望医生能够及时告知其病情发展,也希望医生能花时间为其解惑,并且坦诚告知病情的严重程度。如果医生态度生硬、缺乏同情、毫无耐心或者告知病情前后不一致等,都会让患者对医生产生不满情绪。

面对不同的患者,医生需要采取不同的传达方式。如果患者已经做好准备,希望听到详尽的解释,那么医生就可以直入主题,但通常需要引导患者自己提问。

很多的癌症患者会关心自己的预后,医生与晚期癌症患者讨论预后是极为重要的,这同样也是极富挑战性的话题。对预后有准确的认识，可以让晚期癌症患者在生命最后的时间里更好地规划并做出知情照护决策。

晚期癌症患者对于预后往往有许多错误的想法。医患之间的沟通障碍也会导致许多误解，这不利于疾病的治疗。

哈佛医学院等机构进行了一项观测研究。此项研究共有590名转移性实体瘤患者参与，研究者对这些患者进行随访直至离世。研究人员对患者进行采访，询问他们医生是否曾告知他们对预后的估计。此外，患者也预估了自己的寿命并且完成了对患医关系、苦恼、预设医疗指示和临终照护偏好的评估。

这590人的中位生存期为5.4个月。其中71%的患者希望能得知自己的预期寿命，只有17.6%患者放弃从医生口中得知医生对自己的预后估计。研究还发现，告知患者预后估计并不会使医患关系恶化，也不会让患者更难过或者焦虑。

此项研究对于临床肿瘤的治疗照护有着重要的意义。医生告知患者预后并不会恶化医患关系，这对于医患双方都有益处。

第四步，表达同理心。同理心又叫作换位思考、共情，指医生站在患者立场设身处地思考的一种方式。在医患沟通中，医生要能够体会患者的情绪和想法，理解患者的感受，并站在患者的角度思考和处理问题。

医生："我知道这个情况后，心里也比较难受。听到这个消息，您有什么感受？"

医生告知患者坏消息时，应当密切关注患者的面部表情和情绪波动。如果患者保持沉默或抗拒此刻讨论治疗方案，那么请等到他们的情绪有所好转或他们开始提问时再继续讨论。沉默也许会让医生感到不适，但是对患者来讲适度的沉默十分重要。

医生告知患者坏消息通常强调的是医生与患者之间的互动，但可能忽视医生与患者家属之间的交流。当患者不愿意继续谈话的时候，进一步与其交流就会变得困难，但陪同的家属也许还有疑问。在此种情况下，要区分患者和家属对信息的不同需求，并弄清患者是否愿意进行咨询和解惑。另一种方法是，取得患者的明确同意，与患者的家属单独谈话。

医生无法预计这些坏消息会对患者产生怎样的影响。坏消息可能会激发患者一系列的情绪，比如震惊、愤怒、怀疑、拒绝、接受或沉默。医生需要主动去辨别这些情绪以确保正确理解患者的状态，可以假设如果是自己遇到类似的情况会怎样，是恐惧还是愤怒？如果医生无法确定患者的感受，就明确地问他；如果医生已经确定患者的情绪，则厘清其原因。

当医生理解患者情绪时,可以明确地告诉患者自己已经了解患者的情绪及其原因,要尽量具体,而不是无用的陈词滥调。

医生: "我已经看出来,您对我说的事情感到很震惊!"

如果患者悲极而泣,医生最好保持沉默,可以递给患者一张纸巾或者轻轻拍拍其肩。

第五步,寻求必要的支持。当听到医生告知的坏消息后,患者可能会面临心理、经济、家庭和社会等多方面的压力和困境。医生或者医院应当给患者寻求必要的支持,例如亲属、单位和社会等的支持。

医生: "当您遇到这样的困难时,您希望得到谁的帮助和什么样的帮助?"

患者: "我最希望得到妈妈的帮助,在我生病住院期间,我希望她能够帮助我照顾上小学的女儿。"

患者得知坏消息后,首先面临的问题是:自己的疾病是否能够治疗?如果能够治疗,医保报销以后自己还需要承担多少费用?其次会考虑的问题是:如果自己需要住院治疗,需要有人来照顾,是聘请护工,还是自己的亲属?还可能会考虑,自己生病以后,父母的照顾、孩子上学等事务谁来承担?如果患者生命即将终结,患者可能会考虑在什么时候与家属进行沟通交流一些事情。这时患者亲属的情感支持和经济支持是非常必要的。

医生: "假如哪一天您将离开这个人世,您愿意在什么时候,与哪些人进行交流?"

患者: "我首先想与老公单独在一起,回忆一下我们在一起五十年的人生历程。然后再向我的儿子、媳妇和孙子交代一下,我走以后他们和他们父亲或者爷爷的生活。医生,我今天需要仔细想想和他们说些什么,明天下午怎样?"

患者如果因为生病住院治疗,需要耽误一定的工作时间,也会面临很多压力。自己生病住院以后,原来的工作由谁来承担?如果自己住院的时间过长,是否会失去这份工作?因为自己身体状况的原因,单位是否会让自己调换工作岗位?患者工作单位领导或者人力资源部门的安慰和承诺对患者来讲也是非常重要的。

第六步,给予患者希望。很多时候,当医生将坏消息告知患者以后,患者都会面临一个心理的不适期,为了帮助患者尽快度过心理不适期,医生在最后可以通过优秀病例

第7章 病情告知与治疗方案 · 117 ·

和伙伴教育让患者看到希望。

医生："您虽然得的是淋巴瘤，但是目前采取的治疗方法，大约有20%的患者效果比较好，预后预期寿命长达5年甚至更久。希望您成为幸运儿，我们共同努力。"

患者："谢谢您的鼓励！我也希望自己成为一名幸运儿。"

伙伴教育就是通过一些有共同患病经历的患者分享自己的就诊过程、心理历程等，让患者在群体中找到一定的共鸣，缓解心理的压力，解答心中的困惑，树立与病为友，坦然面对的勇气和信心。

医生只关注他们认为应该告知患者的内容以及传达信息的最好方法，这只是病情告知的一个方面。

对于患者来讲，并不是所有的信息都同等重要，医生在进行病情告知时，应当了解患者关注的关键内容。对于病情告知的内容，患者能够记住并不意味患者能够理解。对于病情告知的信息，医生既要从专业的角度考虑也要从患者的角度来考虑。

三、协商治疗方案

医生对患者及其家属进行病情告知以后，还有一个重要的问题就是如何与患者及其家属讨论治疗方案。目前医生习惯于在医疗团队讨论以后，直接告知或者倾向性告知患者治疗方案，由于长期以来的以医生为中心的就医模式，很多患者也习惯于医生来决定治疗方案。

随着网络的发展，患者了解自己疾病治疗的方法和途径越来越多，患者更容易判断医生推荐治疗方案的优点和弊端。随着科学技术的发展，对疾病治疗的方法也在不断地更新，治疗的手段也在不断地增多。如果医生没有及时地了解和掌握患者的情况，其给患者推荐的治疗方案不一定符合患者的需求。在临床实践中，治疗方案的决策模式主要有三种：医生家长式决策；患者自主式决策；医患共同参与决策等。

医生家长式决策经常发生在危急重症的抢救、疑难疾病的治疗、患者意识不清无法表达意愿等情况。医生家长式决策缺少医患之间的互动，更多是凭借医生的经验来进行判断，没有考虑患者对治疗结果的期望、经济条件的限制、家属的支持意愿等其他因素。在医生家长式决策模式下,患者的主观能动性可能不够,对治疗方案的依从性不高,对治疗效果可能会产生不利的影响。

患者自主式决策是医生为患者提供疾病治疗的所有信息,并且告知患者各种治疗方法的好处和风险,由患者自己来选择最终的治疗方案。这种决策模式似乎给予了患者充分选择的权利,但对患者来讲可能也会面临较大的风险。因为医学具有一定的特殊性和复杂性,让没有医学背景的患者来决定自己的治疗方案,对患者来讲是一件非常困难的事情。当患者面对一个困难的自主抉择而得不到医生的支持时,他们可能倍感焦虑,甚至有一种被抛弃的感觉。

医患共同参与决策是医生告知患者疾病所有治疗方案的好处和风险,患者告诉医生自己的想法、担忧和期望,医患双方各自表达他们关于治疗方案的意见或者优先选择,并就将要实施的治疗方案达成一致的意见。在医患共同参与决策模式下,只要医生明确表示患者享有与医生一样重要的地位,且共同决策需要名副其实地共同达成,患者就完全可以表达自己的意见或优先选择。无论医生是否有自己的优先选择,医生都不应该不赞同患者的最终决定。医患共同参与决策模式最重要的核心是医生和患者共同参与讨论。

医生与患者之间应该达成一种共识,医生在决定是否、何时以及如何用药时应充分尊重患者的需求和期望。医生应认识到,在使用推荐药物和选择治疗方案上,患者的决定是第一位的。

医患共同参与决策模式主要有五个步骤:一是弄清患者初步想法;二是提供备选治疗方案;三是医生推荐治疗方案;四是征询患者优先选择;五是医患协商最终方案。

第一步,弄清患者初步想法。当医生将病情告知患者后,要积极鼓励患者提出他们的意见和建议。患者心中可能已经有了其他的选择而医生没有考虑到。要记住许多患者不愿意直接向医生表达他们的看法,因此需要医生鼓励患者说出他们内心的想法。如果医生明确表示对患者的意见感兴趣,那么患者就更有信心主动回应医生的建议。

医生:"现在您已经了解目前所患的疾病,接下来我们需要讨论一下治疗的方法。您目前对疾病的治疗有什么样的想法,请您告诉我。"

患者:"医生,我从小最害怕做手术,最好是采取其他的治疗方法。另外,我孩子今年刚刚考上大学,家里的经济比较紧张,我希望医疗费用尽量在医保的报销范围。"

第二步,提供备选治疗方案。医生可以根据循证医学、国内外的临床报道、医院的设备和技术条件、自己擅长的专业等多方面因素向患者推荐治疗方案。医生在提供备选治疗方案时,一定要考虑自己对每一种治疗方案的了解程度和每一种治疗方案实施的可能性。

医生:"根据您疾病的情况,目前在我国治疗方法主要有五种:一是药物治疗;二是手术治疗;三是微创治疗;四是中医治疗;五是姑息治疗。"

第三步,医生推荐治疗方案。对医生来说,接下来重要的事情是和患者一起更深入地探讨各种备选治疗方案,并说明每一种治疗方案的好处和风险,最后医生应当根据自己的临床经验和结合患者的病情推荐一种比较适合的治疗方案。

医生:"我们首先来简单分析一下,目前这几种治疗方案的好处和不足。一是药物治疗。好处是痛苦小、费用低,不足就是治疗时间较长、病情可能复发。二是手术治疗。好处是治疗时间短、效果比较明显,风险就是可能发生出血和感染等并发症,另外是费用比较高。三是微创治疗。好处是伤口比较小,术后下床比较快,不足之处就是费用可能比手术更高。四是中医治疗。好处和不足与药物治疗差不多。根据我们医院的临床经验和结合您的实际情况来看,我比较倾向您采取手术治疗,我们在选择药物和材料的时候尽量在医保的报销范围内。"

第四步,征询患者优先选择。医生在与患者讨论治疗方案时,首先要用一种真正客观的方式解释治疗方案的好处和风险,以便于患者能够理解并参与决策。其次使用书面信息和决策辅助材料,来帮助患者充分了解他们可获得的治疗方案,并从中进行选择。

医生:"我刚才就您的病情表达了我的建议,您来谈谈对治疗方案的选择是什么。"

患者:"医生,我刚才已经提到了我从小就比较害怕做手术,另外手术治疗需要花费的费用比较高。我还是打算先选择药物治疗,如果下一次病情复发的时候,我再手术治疗,您看可以吗?"

医生:"我尊重您的选择。我确认一下您选择的治疗方案,这一次您希望采取药物治疗,是这样吗?"

患者:"医生,是的。"

第五步,医患协商最终方案。当医生推荐的治疗方案与患者选择的治疗方案一致时,医患双方很容易就达成共同意见。在临床中也经常会出现患者选择的治疗方案与医生推荐的治疗方案不一致的情况,就需要医生和患者进行充分的协商,达成共识,确定最终的治疗方案。

医生:"您刚才选择的治疗方案我已经了解了。我想谈谈我自己的想法,如果您害怕手术,我们可以采用全身麻醉和术后镇痛来帮您解决。另外您还关心医疗费用的问题,我也说明一下。目前这种疾病在我们医院实行的是单病种费用包干,如果没有并发症的情况下,总费用是8000元,除去医保报销,个人只需要自付1000元。您可以考虑一下,您选择什么样的治疗方案?"

患者:"医生,您这样解释打消了我很多的顾虑。我下午与我老公商量一下,再告诉您我们选择的治疗方案,好吗?"

第8章
结束就诊

医患沟通在接待患者、采集信息、体格检查与辅助检查、病情告知与治疗方案环节之后,进入到最后一个环节就是结束就诊。结束就诊与接待患者同样重要,接待患者时医生与患者之间产生第一印象,而结束就诊时医生和患者之间留下最后印象。

由于每位患者就诊的时间都是有限的,所以医生在结束就诊时如何圆满地完成此次就诊过程,而不显得匆忙或者漏缺内容,对于医生来讲是一个巨大的挑战。

正当医生认为自己已经圆满地完成了此次医患沟通,正准备给医患沟通画上句号的时候,患者却提出了另外一个议题。正当医生开始安排接下来的随诊注意事项时,患者却提出了一个问题,清楚表明他对你前面的解释全然没有听懂。医生想结束此次医学会谈,转入下一个就诊的患者时,而前一个患者却似乎热衷于再次打开话题。这些情况很容易导致医患矛盾和医生的挫折感。

为了避免以上情况的出现,结束就诊需要有明确的步骤和方法技巧。医生将要结束就诊时,应该给患者明确的提示,让患者意识到此次就诊过程将要结束。结束就诊的主要步骤有:一是总结诊疗方案;二是确认患者意见;三是意外情况处理;四是约定联系事宜等。

一、总结诊疗方案

结束就诊环节,总结患者诊疗方案是一个非常重要的内容。医生需简要概括医患沟通的内容,重点总结疾病的诊断和治疗方案,就治疗方案与患者达成共识。总结诊疗方案不仅能使医患双方有机会确认彼此讨论的内容,而且是患者提问和修正医患误解的最后机会。在结束就诊环节,总结诊疗方案不但能提高信息交流的准确性,也有助于提高患者对治疗方案的依从性。

总结诊疗方案主要包括四个内容:一是疾病诊断。医生需要用通俗易懂的语言来进行总结。由于患者的文化水平和社会背景等差异,不同患者对疾病诊断的关注程度可能不同,医生在总结时应当区别对待。二是治疗方案。患者的治疗方案很多时候都需要患者的参与和配合,医生应该根据治疗方案重点向患者总结需要特别注意的事项。三是个性需求。每位患者对疾病的认知和对治疗方案的期望和需求都不一致,医生应当根据在医患沟通中了解到的患者的特殊需求进行个性化的总结。四是患者疑问。医生在总结诊疗方案之后,最后给患者提出问题的机会,解答患者的疑问和困惑。

医生总结诊疗方案时,应当结合患者在医患沟通过程中所提到的想法、担忧和期望,给予针对性的总结。医生应该站在患者的角度来思考问题:假如我是这位患者,我希望医生最后告诉我什么?我希望以什么样的方式和内容来结束此次就诊?我还有什么样的困惑和疑问?

医生:"我们今天的就诊将要结束了,首先我们来总结一下整个沟通过程的主要内容。第一是您目前所患的疾病,根据您提供的信息、身体的检查和辅助检查结果,初步诊断为糖尿病。第二是谈谈您目前的治疗方案,您除了需要进行胰岛素的注射治疗外,还需要控制饮食并进行运动锻炼,特别需要注意的是每天定时进行血糖的监测。您同意我的总结吗?"

患者:"好的,医生。通过这次就诊我基本上明确了我自己得了什么病,也大致了解我如何来配合医生进行治疗。"

医生在总结诊疗方案时,还需要注意到一个重要的问题,就是要给患者足够的补充和修改的时间。医生面对每位患者的时间有限和每位患者面对医生有无限多的问题是矛盾的。医生需要训练管理和把控医患沟通时间的能力。医生在接待患者时,就告知患者此次会谈的大致时间,医生应当根据每位患者的不同情况来适度调整时间的分配。

如果个别患者交流的问题比较复杂或者交流其他问题导致浪费时间较多,为了避免打乱后面患者的就诊时间和安排,医生可以采取其他的方法来进行必要的补救。例如在患者病情允许的情况下,与患者约定其他的时间进行深入讨论,或者让患者将需要交流的问题写下来,通过邮件或者电话的方式进行交流。

患者:"医生,我对患糖尿病的治疗还有很多的疑问,我希望您再花一些时间给我详细讲一下饮食方面需要注意哪些问题,运动锻炼应该怎么做。"

医生:"我很高兴您提出这样的问题,今天因为时间的关系我没有办法给您讲清楚。我联系一位糖尿病的专科护士给您详细地讲解一下,或者我把这方面的资料发到您的邮箱,您看哪种方法更好?"

患者:"我更希望有经验的护士给我详细地讲解,谢谢您医生!"

二、确认患者意见

在结束就诊的环节中,当医生对诊疗方案进行总结后,医生还需要最后对患者的意见进行确认。患者对疾病诊断是否赞同?患者是否满意?患者对治疗方案是否理解?患者是否能够遵从医嘱?

医生确认患者意见可以根据不同患者的情况采取不同的方法来进行确认。一是总结部分内容后进行及时确认;二是全部总结完成以后进行最后确认。

医生:"我们今天的就诊将要结束了,首先我们来总结一下整个沟通过程的主要内容。第一是您目前所患的疾病,根据您提供的信息、身体的检查和辅助检查结果,初步诊断为糖尿病。请问记住了吗?"

患者:"医生,我记住了。我得的是糖尿病,我的一位邻居也是糖尿病。"

医生:"接下来我们再总结一下治疗方案。您除了需要进行胰岛素的注射治疗外,还需要控制饮食和进行运动锻炼,特别需要注意的是每天定时进行血糖的监测。请问记住了吗?"

患者:"医生,我记住了。我每天除了打胰岛素外,还需要特别注意饮食和运动,可能每天监测血糖对我来讲有一定的难度。"

医生:"您认为每天监测血糖的难度在哪里?"

患者:"我可能会忘记什么时候监测血糖。"

医生:"您可以让您的家属提醒或者用纸张贴在醒目的地方提醒。"

医生确认患者意见时,可能面临几种不同的情况。一是患者能够正确记住和理解,这时候医生应当给予及时的肯定和鼓励,让患者对疾病的治愈产生信心。二是患者理解错误,这是医生应当引起重视的问题。因为患者对诊疗方案理解错误,可能导致不良的后果或者医患纠纷的发生。医生应当进行及时的纠正,并且再次进行确认。三是患者遗漏内容,这是经常会发生的事情,因为疾病诊断和治疗方案中有很多医学专业术语,对于患者来讲是非常陌生的。医生可以采取其他的方法进行补救,在门诊病历本上进行文字记录或者用邮箱、微信给患者发一份文字资料等。

患者:"医生,我知道患糖尿病以后,饮食需要控制。我以后就不能吃糖了,其他的东西都可以吃。"

医生:"您可能对糖尿病的饮食控制理解不完全正确,含糖量高的饮食除了糖以外,还有蛋糕、甜品等,另外含碳水化合物成分的食物,比如米饭、面条、红薯等也需要控制。您稍等一会儿,我让护士给您打印一张有关糖尿病饮食控制的资料,您回到家以后可以参考一下。"

确认患者意见时,对医生来讲,最满意的答案就是患者能够完全记住和理解医生总结的诊疗方案,并且没有其他的疑问。

患者:"医生,谢谢您!您今天回答了我所有的问题。"

三、意外情况处理

建立意外情况应对预案是结束就诊过程中的关键一步,患者因为疾病的发展或者药物治疗副作用等,可能发生意外情况,不但会危害患者的身体健康,甚至会危及患者的生命安全。医生应该告诉患者如何大致判断发生了什么事情,可能导致什么样的不良后果,应该及时采取什么措施,应该寻求什么人的帮助。

向患者解释可能发生的意外情况,以及在什么时候如何寻求帮助,无论是对患者安全,还是对医患关系的建设,都是非常重要的步骤。

医生:"您在进行饮食控制和胰岛素治疗的过程中,可能会出现出汗、饥饿、心慌、颤抖、面色苍白等症状,这大多是低血糖的表现,您要及时吃一些糖果、饮料或者饼干等食物。如果还是没有缓解的话,就要及时到医院就诊。"

患者意外情况的处理方法一般有自救与他救。自救是在意外情况发生后,患者意识处于清醒状态,有能力进行自我解救,比如低血糖状态下,自己进食糖果等。他救就是意外情况发生后,患者意识丧失或者没有能力进行自我救助,需要他人的帮助,比如患者昏迷、跌倒后骨折等。

患者可能因疾病原因或者药物的副作用出现心脏猝死、昏迷、跌倒等严重意外情况,医生应当建议家属进行急救知识的培训和配备必要的急救药物、设施。如果患者单独在家中或者独自外出时,应当配备具有紧急呼救功能的手机。

我国每年发生心脏猝死的人数54万,居全球之首,院前抢救成功率不足1%。如果在事发公共场所备有一台自助除颤仪,可将院前心脏猝死抢救成功率提高到49%。

心脏猝死的表现主要是人突然反应迟钝,并倒地不省人事。由于突发性心律失常、心室颤动,在病人发生猝死后的几分钟是抢救成功的最佳时机,应尽早进行心肺复苏、尽早进行体外电击除颤。

美国、日本等国家,大多数公共场所都配备了自动体外除颤仪,包括飞机场、地铁站、体育场、购物中心、写字楼、大型酒店、俱乐部等等。公共场所的服务人员、紧急救助人员和警察,大都能正确操作这种仪器,这为心脏病突发患者赢得了宝贵的时间。在我国,在北京、上海、广州等大城市的少数公共场所配备了少量的自动体外除颤仪。即使配备了自动除颤仪,使用率也很低,会用的人也少。

四、约定联系事宜

结束就诊的最后环节就是医生与患者约定联系事宜,例如:下一次什么时候复诊?需要咨询问题时,在什么时间向谁询问?社区医生或者全科医生需要了解病情时,以什么样的方式进行联系?必要的时候,医生和患者可以留下相互的联系方式,还有紧急情况下其他人的联系方式。

医生:"我是下周星期三上午的专家门诊,您提前预约一下进行复诊。我给您留科室的联系电话,如果有什么问题您可以联系我。"

当患者将要离开诊断室时,医生应当面带微笑地给患者送上祝福,感谢患者的配合。

医生:"感谢您的配合!祝您早日康复!请慢走。"

结束就诊的技巧能够使患者对双方认同的诊疗方案感到满意,清楚下一步应该做什么,并且更有信心地向前走,也能够使医生更加有效地完成医学会谈过程,全无后顾之忧地集中精力接诊下一位患者。

第9章
护理与患者教育

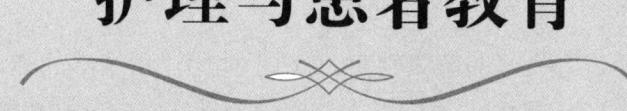

患者教育是指医务专业人员对患者及其家属进行有关疾病与健康知识、态度及技能的教育,从而影响患者的生活行为,达到患者参与和配合疾病治疗、维持或促进全面健康的目标。

对患者及其家属进行良好的健康教育,有利于他们运用足够的知识与医务专业人员共同对治疗方案进行迅速决策,有利于在家庭中的继续康复治疗和安全用药,也能加强医患之间的沟通,增进患者对医疗工作的了解,密切医患关系,加深医患感情,使患者更好地参与和配合治疗方案的实施和执行,促进疾病的治愈。

医院很多岗位的医务人员都参与了对患者及其家属的教育。当患者和他们的医生或护士交谈时,他们就在接受这种教育。其他医务人员在给患者提供具体服务时,比如药物治疗、康复治疗、营养治疗或者患者准备出院及继续治疗时,也在对患者及其家属进行教育。

医生和护士是患者教育的主导者。但是在临床的实践工作中,医生因为工作压力和时间安排,无法承担教育的主导作用。在患者住院治疗期间,护士与患者及其家属接触的时间最长,交流的机会最多,护士就成了最了解患者的人。护士不但可以对患者及其家属进行教育,同时还可以与其他医务专业人员沟通患者的疾病情况和治疗方案,更加有利于服务好患者和取得良好的治疗效果。

一、患者教育的标准

美国医疗机构评审联合委员会国际部对患者教育制定了相应的标准。我国医院有自身的特点,但是可以借鉴该标准中对患者教育的要求和目标。

一是医院向患者及其家属提供相关的教育,以便有助于他们参与治疗决策和治疗过程。

医院教育患者及其家属,使其具备足够的知识和技能参与治疗决策和治疗过程。医院根据其使命、所提供的服务以及患者人群,使教育融入治疗过程之中。教育要有计划,以确保每一位患者获得他们想要的教育。医院以一种高效的方式组织教育资源。医院可任命教育协调员或设置教育委员会来实施教育服务,或发动所有员工协同开展对患者的教育。

衡量这一标准的要素:一是医院根据其使命、所提供的服务以及患者人群拟订教育计划;二是医院设完整的教育机构或管理机制;三是教育机构和资源应进行有效的组合。

二是对每一位患者的教育需求进行评估并记入其病历。教育的内容要针对患者及其家属做出治疗决策、参与治疗过程及回家继续治疗所需的具体知识和技能。这与医院的员工和患者之间一般的信息交流截然不同,一般的信息交流虽然也能提供信息,但不属于教育性质。

为了解每一位患者及其家属的教育需求,须有一个评估程序,以确定手术类型、其他有创伤的操作和计划治疗,伴随的护理需求以及出院后继续治疗的需求。这项评估有助于医务专业人员计划和提供需要的教育。

对患者及其家属的学习能力和愿望也要进行评估。确定患者知识和技能的长处与不足,而后制订教育计划。有很多不确定因素会影响患者及其家属的学习意愿和学习能力。因此,制订教育计划前,医院必须先进行评估,评估内容包括患者及其家属的信仰和价值观;他们的文化、受教育程度以及语言;情绪障碍和动机;身体和认知局限;患者是否愿意接受信息等。

医务专业人员应向患者及其家属提供信息及教育,以支持他们做出治疗过程中的相关决定。向患者说明对治疗(如手术和麻醉)授予知情同意的程序,所提供的教育要记入患者的病历,为了帮助患者及其家属做出其他治疗的相关决定,也要提供有关的教育。此外,当患者或家属直接参与治疗(例如更换敷料、给患者喂食、用药和配合治疗)时,也需要对他们进行教育。

患者及其家属的教育需求一经确定,应记入患者病历。这有利于所有医务专业人员参与对患者的教育过程。医院应统一确定患者教育评估、计划制订和信息提供在患者病历中的位置和记录方式。

衡量这一标准的要素:已评估患者及其家属的教育需求;教育需求评估的结果已记

入患者病历;所有员工对患者的教育有统一的记录;需要知情同意时,应向患者及其家属说明授予知情同意的有关程序;患者及其家属了解如何参与治疗;患者及其家属了解患者病情和已确定的诊断;患者及其家属了解必要时参与治疗过程的权利。

三是教育和培训有助于满足患者持续的健康需求。患者经常需要随访治疗,以满足他们持续的健康需求或达到他们的健康目标。医院或社区医疗资源提供的一般健康信息可以包括患者出院后何时能恢复日常活动,针对患者的健康情况或目标应该采取哪些预防措施,要告知患者如何应对相关的疾病和残疾。

医院要确定在社区可利用的教育和培训资源。尤其是,需要确定一些提供健康促进和疾病预防服务的社区机构,如果有可能,医院要与这些机构建立长期的合作关系。

衡量这一标准的要素:患者及其家属获得教育和培训,以满足他们持续的健康需求或达到他们的健康目标;医院已确定社区医疗资源并与其建立关系,以对患者提供持续的健康促进和疾病预防教育;若病情需要,应将患者转诊到社区内有医疗资源的机构。

四是对患者及其家属的教育包括有关患者治疗的下列问题:安全用药、安全使用医疗器械、潜在的药物与食物相互作用、营养指导、疼痛管理以及康复技术。医院要针对一些对患者有高风险的问题提供常规教育。通过患者教育,促进患者恢复到从前的功能水平并维持最佳健康。

医院依照标准化教材和步骤,按照患者治疗的需要,来教育患者及其家属,例如:如何安全有效地用药,如何处理药物潜在的不良反应;如何安全有效地使用医疗器械;药物之间以及与食物之间可能的相互作用;适当的饮食和营养;疼痛管理;康复技术等。

衡量这一标准的要素:教育患者及其家属如何安全地使用所有与治疗有关的药物、处理潜在的副作用,以及防止潜在的药物之间和药物与食物之间的相互作用;教育患者及其家属如何安全有效地使用与治疗有关的医疗器械;教育患者及其家属与治疗有关的合理饮食和营养;教育患者及其家属与治疗有关的疼痛处理;教育患者及其家属与治疗有关的康复技术。

五是教育方法要考虑到患者及其家属的价值观及需求,并让患者、家属和医务专业人员之间进行充分交流。要想使教育取得效果,须注意对患者及其家属的教育方法。了解患者及其家属,有助于医院选择与患者及其家属的价值观与喜好一致的教育方法和教育者,确定家属在教育中所处的角色以及教育方式。

医院应鼓励患者及其家属参与治疗过程,直接说出想法并询问医务专业人员,以确保正确理解和参与治疗过程。医务专业人员要认识到患者在保证医疗安全与质量中发挥的重要作用。

医务专业人员、患者及家属相互交流可使教育得到反馈,确保患者及其家属理解所提供的信息,并且这些信息对其是适宜的、有益的和可用的。医院应决定何时及如何以书面材料充实口头教育,以增进患者及其家属的理解。

衡量这一标准的要素:有程序确认患者及其家属接受并理解所受到的教育;提供实施教育的医务专业人员,鼓励患者及其家属多询问,并直接说出想法,积极参与治疗过程;以适合患者需求和患者及其家属学习喜好的书面材料充实口头教育。

六是有关的医务专业人员在对患者进行教育时相互之间应密切配合。医务专业人员如果了解各自在患者教育中的作用,就能更有效地相互配合。相互配合又有助于确保患者及其家属获得的信息是全面的、一致的及尽可能有效的。这种配合根据患者的需要进行,所以并非必须。熟悉教育内容、有足够的时间以及有较强的沟通能力,这些都是实现有效教育必须考虑的重要问题。

衡量这一标准的要素:需要时,应相互配合对患者及其家属进行教育;实施教育的医务专业人员熟悉教育的内容;实施教育的医务专业人员有足够的时间与患者沟通;实施教育的医务专业人员有较强的沟通能力。

二、患者教育的程序

患者教育程序与护理程序是相似的,主要包括:患者教育评估、患者教育计划、患者教育实施和患者教育评价。患者教育活动贯穿于患者护理的四个阶段。患者教育的过程其实是护士与患者建立关系并共同成长的过程,当这种合作关系建立以后,患者会积极、主动地参与到自己疾病的诊断、治疗方案决策、护理措施实施和康复治疗中来。

第一步是患者教育评估。患者教育评估是为了了解患者及其家属健康教育的学习需求、健康教育的学习能力以及护士进行患者教育的资源与教育准备情况等,是患者教育计划的先决条件,同时也是护士进行患者教育的准备阶段。

有效的教育始于对患者及其家属学习需求和学习能力的评估。患者不但决定了教育的内容,而且决定了教育应该如何以最好的方式进行。这种教育要针对患者想了解的信息,要符合其阅读喜好、文化习俗以及阅读与语言能力。在患者治疗过程中,不同时间教育的效果也有所不同。

对患者及其家属的健康教育学习需求和健康教育学习能力的评估,无须与评估患者的其他活动分开。对患者及其家属健康教育学习需求和健康教育学习能力评估的资料,可以与患者情况资料放在一起。

患者教育评估资料的收集方法主要有:护士观察、与患者及其家属或重要的人会谈、翻阅患者记录、与其他医务专业人员沟通等。

收集资料时要具有敏感度,评估内容可能是患者的情绪、实施自我照顾活动的能力和维持身体的状况等。护士通过观察可以获得有关患者读写水平、休闲活动和在家庭中的角色等信息。如果有机会对患者进行家访,护士可以观察患者房间中基本用物的舒适和安全情况及家庭成员的互动等,获得有价值的信息。

最常用的方法是观察法,也可以通过听觉、感觉和嗅觉的方法收集信息。观察患者言语和非言语的状况,也可以获得患者思考、感受等有效信息。问卷和测试也可以用来评估患者实际的知识水平和对待教育的态度。

与患者及其家属会谈是获得患者过去和现在病史最有效的方法,当患者无法提供其身体、情绪或社会状态的资料时,应请家属尽可能提供更多的资料。患者必须感觉安全才会吐露他们的心声。患者应感觉到他所在意的事情是被严肃对待,其需求是被重视和尊重的。护士在沟通交流时应集中注意力在患者身上,保持目光的接触和倾听,以表达对患者的信任和尊重。

护士应使用患者能够理解的语言。使用医学专业术语,并不是建立关系的有效方法。不应用缩写和医学名词,除非能向患者解释清楚缩写和名词的意义。与儿童说话时,护士则需要能让儿童理解。护士说话时应清晰、放慢速度,有时间让患者思考问题。如果患者离开话题,应温和地重复问题。会谈时应将会谈的用意解释给患者听,包括用何种最好的方式提供较好的护理。

最佳的会谈环境是私密且轻松自在的。但患者太累或者身体不适到无法舒适地分享想法或者分心都会阻碍会谈顺利进行,会谈时间过长对患者和护士都是不好的。会谈必须要有计划,重要资料应先取得。当家属照顾或探访患者时,他们也应该被包括在评估对象的范围内。假如家属并没有来探访,可以通过电话进行评估。

患者教育的需求及问题,需要由护士来发现,护士对患者所说的内容应该保持客观的态度。在医患沟通中医务人员做笔记,可以让记录更为精确,但应该避免在沟通中频繁做笔记,因为可能会干扰患者。如要在医患沟通中做记录,应在沟通开始前告诉患者:"我将记下您所说的一些事情,以免我会遗漏一些重要的内容。"在医患沟通中做笔记可能会引起患者的不舒服,但给予解释可以缓解患者的不舒服和减少误解。

患者的病历通常是第一个资料来源,虽然我们从病历上可以很快获得信息,仍需通过其他资源加以补充。病历提供患者的主诉、现病史、既往史以及治疗方案等信息,护士可以从这些资料中寻找到很多线索。

要综合医生、护士、药师、膳食营养师、心理咨询师和其他医务专业人员所收集的资料,以便对患者及其家属有多方面的了解。不同医务专业人员可以相互分享和确认,并纠正错误的认知。医务专业人员应共同制订患者及其家属的教育计划。

患者及其家属教育评估指引

疾病资料:
- ✓ 主诉
- ✓ 现病史
- ✓ 体格检查
- ✓ 辅助检查

家庭的一般情况:
- ✓ 家庭组成
- ✓ 家庭成员的性别、年龄
- ✓ 家庭成员的职业
- ✓ 家庭成员的健康状态

教育、文化和社会:

A. 教育背景及对教育的态度
- ✓ 家庭成员是否都有基本的阅读及书写能力?让患者将教育资料读出声音,以确定他的文化水平。
- ✓ 家庭成员的教育程度如何?
- ✓ 患者与家庭、社区和医务专业人员,是否有语言沟通障碍?

B. 生活状态与文化背景
- ✓ 家庭一般的饮食习惯?
- ✓ 家庭成员的睡眠习惯?
- ✓ 家庭成员的运动、职业与嗜好?

C. 家庭成员的学习能力
- ✓ 是否容易理解信息?
- ✓ 是否能够接受和运用教育的内容?

D. 家庭成员的自我观念
- ✓ 家庭成员是否缺乏自尊？
- ✓ 家庭成员是否对生命状况及社会角色感到无力？

家庭状况：
- ✓ 家庭成员之间相互的关系如何？
- ✓ 家庭成员之间的沟通怎样？
- ✓ 是否能够提供支持、安全和鼓励，特别是有利于学习的环境？
- ✓ 当需要帮助时，是否能够自助或接受他人的帮助？
- ✓ 对治疗方案能否进行有效决策？
- ✓ 对待疾病、意外事故和死亡的能力怎样？

家庭成员对患者疾病的了解：
- ✓ 患者出现现在问题的原因是什么？
- ✓ 患者为什么会发生这样的事情？
- ✓ 对患者疾病的看法是什么？
- ✓ 患者的疾病有多严重？
- ✓ 患者的疾病需要什么样的治疗？
- ✓ 最希望从治疗中获得的结果是什么？
- ✓ 对患者的疾病感到害怕吗？

患者及其家属教育评估指引是以教育学、护理学、心理学和社会学为基础的。评估的内容考虑到患者及其家属，这也说明以家庭为一个系统做评估的重要性，获得家庭成员支持的患者在学习过程中与医务专业人员有较好的合作。家庭对患者而言是重要的社会支持，主要包括情感支持和经济支持，对患者治疗的整体结果有正向的影响。

当护士收集到各方面的资料时，必须仔细思考、确认并将信息进行分类。通常医生和护士都认同患者存在的问题和对健康教育的需求是影响健康、促进行为改变的重要因素。

患者在疾病治疗痊愈或好转后，需要回归家庭和融入社会，可能会面临日常生活、学习知识、社会交往、从事工作等需求。当他们无法适应而发生问题时，他们通常无法单独解决问题，需要医务专业人员的帮助。医生和护士的目标，是帮助患者重新获得满足自己生活需求的能力。

当患者家庭面临住房问题、经济问题或自尊心受损时，我们将发现患者在生活中存在诸多障碍。患者的疼痛或害怕疼痛,应该置于优先处理的位置,若是他的这个问题没有得到解决,他很难掌握其他的日常生活技能。在患者教育评估的过程中护士要确认患者的健康教育需求,以及患者需要优先解决的问题。经研究发现,患者的健康教育需求和马斯洛需求的层次基本是一致的。

表9-1 患者及其家属需求

患者需求	马斯洛需求层次	家庭需求
协助慢性病患者达成人生重要的目标	自我实现	—
鼓励患者自我照顾,保护患者的隐私	尊重需求	—
帮助患者促进家庭关系和社会关系和谐	社交需求	家庭成员关系和谐、社会关系较好
治疗患者疾病,挽救患者生命	安全需求	人身安全、环境安全、居住安全、经济稳定
患者进食、饮水、大小便、行走的能力	生理需求	食物、空气、水、健康

第二步是患者教育计划。虽然医务专业人员分别担任了患者教育的不同责任,但是患者教育计划通常是直接由护士来制订。护士决定患者教育的优先顺序,整理什么是患者需要知道的事情和什么是患者最好要知道的事情,以及为了将来的安全帮助患者练习必要的技巧。

患者学习目标有三种:一是认知目标,即知识目标,指患者通过对知识的学习和理解等认知过程,所要达到的目标;二是情感目标,即态度目标,指患者通过对自我价值的认知,而态度产生改变的目标;三是技能目标,即技巧目标,指患者通过护士的示范和指导而掌握某种技能的目标。

患者教育虽然强调的是出院教育,但是医务专业人员也需要觉察患者在住院期间所关心的事情,因为这些事情通常会与出院教育内容有关。护士应该预测并处理患者在住院期间所关心的问题。

患者可能会关心以下问题:
✓ 我是否没事?
✓ 接下来会发生什么事?
✓ 是否将造成工作上的损失?我是否将被辞退?
✓ 我的太太很焦虑吗?谁会告诉她我将会如何?
✓ 这些医生知道他们将做些什么事吗?我的医生知道我的疾病状况,但其他的医生呢?
✓ 在术后我是否会很痛?

- ✓ 这里有许多的医护人员,谁是主要负责我的人?

减少焦虑通常是患者教育最重要的目标。患者和家属对疾病严重性的了解与护士是不同的。患者通常关心下列事情。

患者住院期间担心的事情:
- ✓ 害怕疼痛
- ✓ 害怕疾病不能痊愈
- ✓ 害怕瘢痕或畸形
- ✓ 害怕成为别人的负担
- ✓ 害怕死亡
- ✓ 害怕住院的费用

当患者面对身体状况的改变,会羞愧、生气、悲伤,难以接受。例如:当一位初中男生接受肠道改道手术后,他在意的是如何将肠道引流的小袋子藏在衣服下面,以及如何清空引流的袋子和如何处理渗漏和臭味的问题。

患者和家属也会为过去紧张的家庭关系感到后悔。当家庭成员已经成为照顾者,在患者及其家属的教育内容中,应增加压力释放和面对家庭困境的技巧方面的内容。

在制订患者教育计划的过程中,护士必须参与与讨论这些问题,这对患者及家属的影响很大。一些问题可以通过患者健康教育解决,包括如何得到帮助,如何解决疼痛的问题等。

患者出院计划中很重要的内容是对患者存在的实际问题和潜在问题的评估,必须在患者出院以前做好,所有医务专业人员对患者出院评估都负有责任。通常患者出院计划与患者教育密不可分。

患者入院时,就应该评估其出院的可能性。有些患者出院后的需求是很复杂的。及早发觉特殊需要,安排实时的继续照顾是必要的,特别是可以减少住院的时间。

一些事情是患者在出院前必须学会的,例如要如何吃药,如何用拐杖步行或换无菌敷料,这样才能不依赖医务专业人员而生存。医务专业人员必须整理出什么是患者需要学习的,可以通过以下的问题加以判断:

- ✓ 什么是出院后安全预防的潜在问题?
- ✓ 什么是潜在的问题,如并发症的原因或重新入院?
- ✓ 关于这个疾病治疗后的相关知识或经验,哪些是患者及其家属应该先知道的?

- ✓ 在家处理疾病与术后恢复,需要什么样的技巧和设备?

患者刚入院时,医务专业人员就考虑其出院的问题,将这些考量用红色标记,各科室之间通过讨论来确认这些问题。护士巡视会重点关注这些问题,整合出院计划,并将这些问题作为患者教育的重要内容。

患者红色标记事项：
- ✓ 老年患者(超过70岁)
- ✓ 疑似被虐待的老人
- ✓ 独居的患者
- ✓ 被虐待或出生异常的儿童
- ✓ 从其他机构转来的
- ✓ 新入院者
- ✓ 多次入院者
- ✓ 有经济困难者
- ✓ 疾病末期者
- ✓ 需要加强护理的重症、重大疾病
- ✓ 多种慢性病患者
- ✓ 药物滥用者
- ✓ 有家庭问题的患者
- ✓ 有精神疾病的患者
- ✓ 住家环境不良的患者
- ✓ 最近发生失能的患者

护士对患者教育时,要安排患者教育优先顺序,因为在短时间内有很多的内容和技巧必须要教会患者及其家属。例如:一位糖尿病患者期望回到他的工作岗位,护士要教的不是糖尿病的病理学知识,而是集中在后续生活的技巧:基本的血糖测试、药物服用、注射技巧、饮食计划、足部护理等。

护士必须考虑患者的主诉或入院理由。如果患者有糖尿病并发皮肤溃疡,伤口处理是首先要教会的。下肢截肢、足部溃疡的糖尿病患者,预防与治疗足部溃疡是必须学习的后续生活技巧。

患者常常是在生理状况稳定而非在患者教育完成时出院。患者患急性疾病时,因为生理和情绪的原因,学习健康知识通常是困难的。当患者离开医院后,很少有机会去练习技巧、回顾资料、思考问题并提问。护士经常在患者出院前几个小时才知道患者出院的信息,并没有足够的时间去确认患者是否能够自我照顾。

当健康学习负荷过重,如患者对健康学习材料和活动感受到挫折或无法成功地进行所有的行为时,患者觉得无力、挫败。

患者需要知道自我照顾活动所必需掌握的知识和技能。当时间和资源都很有限的时候,他们必须知道学习什么知识和技能才可能更好生活。

患者教育的首要目标是,帮助患者安排时间并确保患者教育可以符合需求。医务专业人员要让出院患者知道学习要持续进行。

在排序患者教育需求时,下列问题必须要考虑:

- ✓ 患者最急需的是什么?
- ✓ 什么是患者已经知道的?
- ✓ 什么行为是患者可以执行的?
- ✓ 什么是尚未满足的学习需求?
- ✓ 什么问题会威胁患者的生命?

用卡片的方式进行教育需求排列,是确定患者教育内容顺序的有效方法。护士可以将问题写在卡片上。例如:我是哪里不对劲?为什么我需要吃药?将卡片给患者看,让患者将认为最重要问题的卡片放在最上面,最不重要的放下面。拿一张空白卡,让患者填写新加入的问题。患者排列卡片的结果可以作为排序患者教育内容的参考。

急性与慢性疾病患者教育目标的范围
疾病诊断:用患者能理解的方法进行解释
- ✓ 疾病病因
- ✓ 传染性、致命性、遗传性
- ✓ 解剖、生理(限于基本的因素)

疾病并发症:提供症状代表的意义和可能的征象
- ✓ 发生原因
- ✓ 预防措施
- ✓ 早期征兆

治疗处置:包括患者出院后自我照顾行为的需求
- ✓ 手术治疗
- ✓ 放射治疗

- ✓ 饮食控制
- ✓ 运动锻炼
- ✓ 药物治疗
- ✓ 行为修正与控制
- ✓ 环境控制
- ✓ 辅助器具（轮椅、拐杖、助行器等）
- ✓ 咨询与转介

恶化因素：包括导致疾病加重或恶化的因素

- ✓ 食物
- ✓ 烟草
- ✓ 药物、酒精
- ✓ 作息时间
- ✓ 人际关系
- ✓ 环境方面

疾病预后：包括对疾病短期或长期预后的判断

- ✓ 短期预后
- ✓ 有问题的征兆、并发症
- ✓ 长期预后

预防再发或紧急的问题：包括处理紧急情况的措施或医院

- ✓ 紧急情况处理
- ✓ 附近医院就诊

患者教育是一个影响患者行为的过程，不仅仅是给予信息。成功的患者教育能够直接改变患者行为。患者教育设定特殊的行为目标，是为满足患者独特的需求所设计的。通过对行为或行动目标的描述，让患者明确学习目标。

在患者教育的过程中，护士和患者都必须回答下列有关行为目标的三个问题：一是什么是患者可以做的？什么是患者必须做的，以表示他已经完成学习？二是在何种情况下患者可以做到？患者需要特殊的设备辅助吗？三是什么是执行的标准？必须做到什么程度？患者如何知道何时才做得够好？

每一个患者教育目标都必须是独特的、可测量的、可达成的。要实现这些，要了解什么是患者想达成的。虽然不能够怀疑患者的健康学习能力，但还是要考虑教育目标是否太高。健康学习需要正向和成功的体验，患者才能获得信心。医务专业人员应参与患者的学习活动,患者将可以成功地完成从简单到复杂的行为。

患者教育的目标应持续将焦点放在患者教育的结果上。多数的目标应基于在允许的时间内,什么事是患者可以学习做到的。护士必须确认三到四个重要的教育目标,在患者住院期间进行强化教育。

患者教育目标太多对护士和患者都没有益处。因为可利用的时间很少,长串的教育目标清单可能给护士造成较大的压力,患者也不能完全达成教育目标。太多的教育目标也将造成教育过程中的互动困难,因为护士只能在有限时间内,用讲授的方式来涵盖所有的教育内容。

患者教育的其他挑战是,患者有两种或多种行为需要同时改变,例如饮食、运动、戒烟、服药和持续治疗。通常是因为他们无法改变和不能适应行为的标准化,很难成功改变行为。要增加成功的可能性,要检视什么是患者的健康需求,了解患者在每一个阶段的情况。将教育目标与患者最重要或最迫切的需求进行有机的结合。利用容易教学和学习准备就绪的时间教学,设定学习优先顺序并建立长期计划。在出院后六个月的随访中,加强患者行为改变,可以明显增进患者教育的效果。

患者及其家属参与教育目标的设定,更能激发他们参与的意愿。他们必须了解与同意教育的目标。若忽视这个步骤,患者及其家属可能无法深入学习或配合治疗,治疗效果会受到影响。

健康教育学习契约是非常有用的工具。它可以清楚记录所要达成的目标、护士与患者各自应承担的责任等,是追踪和评价的好方法。当患者教育完成并设定新的教育目标时,就是协商学习契约的时候。如果患者改变他的想法或发现目标太难达成,可以修正目标。

健康教育学习契约

达成目标:
- ✓ 在两周内体重减少3千克
- ✓ 达到收缩压低于160毫米汞柱,舒张压低于90毫米汞柱

患者行动计划:
- ✓ 记录每天所吃的食物
- ✓ 依照糖尿病协会建议的饮食计划进食
- ✓ 每日服药记录
- ✓ 限制罐头食物
- ✓ 下周复诊

护士的行动：
- ✓ 帮助患者制订饮食计划
- ✓ 每周为患者测量体重和血压
- ✓ 追踪患者每周复诊情况

测量的指标与方法：
- ✓ 体重
- ✓ 血压
- ✓ 患者记录（笔记本）

契约期限：
- ✓ 2个月

优惠条款：
- ✓ 医院糖尿病病友午餐会
- ✓ 糖尿病饮食手册

患者签名：_____　　　　　护士签名：_____

第三步是患者教育实施。患者个性化目标是患者教育实施的方向。在患者同意目标之后，学习活动开始之前，必须制定好患者健康教育方案，包括教育的内容、方法和实施人等。

患者健康教育方案

病历资料：
- ✓ 一般情况：金某，男性，60岁，工人，小学文化。
- ✓ 入院原因：因咳嗽、痰中带血11个月，痰中查到癌细胞，拟手术治疗入院。
- ✓ 疾病诊断：左上叶肺癌
- ✓ 既往史：因胃穿孔行过胃大部分切除术。
- ✓ 护理查体：病人咳嗽，有痰易咳出，痰中带血，前胸有针刺样疼痛。
- ✓ 入院评估：有吸烟、饮酒嗜好。吸烟42年，每日10支；饮酒每日5两。因经济困难产生住院焦虑。
- ✓ 住院治疗：祛痰合剂10 mL，每日3次，净化呼吸道，拟于2天后在全麻下行左肺上叶切除、淋巴结清除术。
- ✓ 教育需求评估：患者文化程度较低，学习能力较差，但有手术经历，希望了解肺部手术相关知识。

患者术前教育计划：

✓ 教育目标：帮助患者了解手术相关知识，减轻术前焦虑，提高手术适应能力。

✓ 学习目标：患者能说出术前个人准备内容及配合要点；能应用视觉模拟疼痛评估方法表达疼痛；理解戒烟的意义并主动戒烟；能模仿行为训练内容。

✓ 教育内容：肺叶切除手术、麻醉方法及术后各种引流的意义；术前个人准备项目、意义、配合要点；视觉模拟疼痛评估尺的应用；戒烟意义及其方法；手术适应能力训练，包括腹式呼吸、有效咳嗽训练，床上更换体位及排便训练，上、下肢活动训练。

✓ 教育方法：讲解专科教育手册相关项目；床边演示训练内容；请病友介绍配合体会。

✓ 效果评价：提问时能回答1~2个知识要点；术前已经戒烟；正确演示行为训练内容。

患者教育活动应该以患者可能会遭遇到的潜在问题为中心，例如气喘或低血糖症。护士需要帮助患者确认问题所在，知道怎么做，并相信自己有能力改变必要的行为习惯。有急性发病经历的患者在接受患者教育时应回答下列的问题：为什么我现在会在这里？我能够做些什么以避免这样的事再次发生？患者通常会带着疑问与担心来参与健康教育课程。

母乳喂养的母亲可能会面临的忧虑：

✓ 我如何处理孩子吸乳时的疼痛？

✓ 我怎么知道孩子是否生病了？

✓ 如果孩子不停地哭，我该怎么办？

术前的患者想得到的信息：

✓ 手术会怎么样？

✓ 他们会对我怎么样？

✓ 我会痛吗？

✓ 我醒来的时候会怎样？

糖尿病患者及其家属常会问：

✓ 为什么需要注射胰岛素？

- ✓ 自己打针会有多困难?
- ✓ 注射胰岛素后的反应是什么?

有些患者主动提到他们的问题与担心,而有些患者则不愿意提及。有时候,刚被诊断出疾病的患者会不知道要问些什么。护士应鼓励患者用语言表达他们的担忧,在患者教育中也可提到这些担忧。如果患者或家属需要协助才能描述他们的担忧,护士可以这样说:"孕妇通常会对阵痛和分娩产生很多问题,而且会想知道会发生什么事情。我想知道您会有哪些担心?"

由于患者的个性特征、患病种类、病程等不同,患者教育的内容也差异很大。为了方便护士在实施患者教育时,能够针对教育目标选择适当的患者教育内容,现将患者教育内容归纳分类。

就诊须知:
- ✓ 包括医院性质、服务对象、医疗范围、就诊区分布、病区环境、生活设施及各种规章制度等。

健康常识:
- ✓ 包括人体结构、健康生活方式、食品营养、优生优育、吸烟危害、家庭急救与防止意外伤害等。

疾病防治:
- ✓ 包括常见病、多发病防治,慢性病防治,感染性疾病防治。主要内容为病因及发病机制、疾病的影响因素、高危因素、疾病的症状、并发症、疼痛控制、预后、疾病的自我检查和急救知识等。

检查治疗:
- ✓ 包括各种仪器、器械的检查,各种检验检查,各种介入治疗,各种手术及放疗和化疗等。主要内容为检查治疗的适应证、禁忌证和检查治疗方法、配合要点、并发症预防等。

合理用药:
- ✓ 各类药物的适应证、禁忌证、用法、剂量、不良反应、副作用、保存方法等。

心理卫生:
- ✓ 心理健康常识,如控制情绪、保持良好人际关系及正确对待疾病的不同阶段等。

行为指导：

✓ 包括适应手术行为训练、上呼吸机手语训练、自我护理技巧训练、放松技术训练、家庭护理技巧训练、早期康复训练、戒烟指导、性生活指导等。

患者教育最常见的方法是个别教育。个别教育对患者技能训练（例如使用拐杖、注射胰岛素、自我导尿等训练）而言，是比较理想的。对于缺乏健康知识与技能的、身体残障的或者有情绪困难的患者来说，个别教育是最容易适应的。

患者教育通常是从个别教育开始的，以改变患者的基本知识和技能，并增进他们在自我照顾上的自信。这种形式的好处包括：会增进患者的积极性、增进其动机，患者能给予持续性反馈，教育能够在非结构化、非正式的氛围中进行，有顺应患者需求的弹性。

一对一教学通常是最有效的个别教育形式，针对患者的需求高度个性化，并且能够在医生与每位患者接触时自然而然地发生。术前教学、最初的糖尿病教学以及饮食教学，通常都是采取一对一教学的形式来进行的。而一对一教学最明显的缺点就是，患者无法与家属和其他患者分享，并获得支持，同时医务专业人员指导所花的时间成本也是很高的。

另一种个别教育的形式，是跟患者或家属进行电话交流。通过电话可以对某些患者完成术前的评价与教学，也可以联络到住在郊区或居家的患者。电话教学对许多低知识与技能的患者也会很有效。

团队教学让参与者相互学习和分享经验。团队教学让患者觉得不孤单，并促进其正向态度的培养。团队教学对同时教导患者与家属来说是理想的方式。

第四步是患者教育效果评价。从临床实践可以发现，受到医务人员指导的患者比没有受到指导的患者恢复的速度更快，然而，护士一般没有持续评价患者教育的效果。虽然患者教育效果评价是患者教育过程中不可缺少的部分，但常常被误解与忽视。

患者教育效果评价是将患者教育效果与预期目标进行比较的过程，评价的目的是了解患者达到学习目标的程度，以便修订原有计划，改进患者教育工作，并调整患者的护理。其目的不在于评价患者和护士。患者教育评价主要是评价护理的花费、品质和效率以及医院的整体表现。

患者教育效果可以从以下四个方面进行评价：一是患者教育实施的过程；二是患者教育实施后的表现；三是患者出院回家的情况；四是患者自我照顾和持续学习的情况。患者健康教育评价可在任何环境下完成，即使患者只停留几分钟。

患者教育评价可以有四个层级，连续层级的评价能更清晰地表明教学效果。每个层级的评价提供对单一问题的回答。这四个问题是："他们喜欢吗？""他们学会了吗？"

"他们使用了吗？""最后效果如何？"

患者教育评价的四个层级

A层级：患者教育实施中患者的反应
- ✓ 问题：患者是否喜欢？
- ✓ 何时：立即、当时
- ✓ 评价方法：询问、观察、测试
- ✓ 评价内容：教育内容、教育工具、教育环境

B层级：患者学习后的表现
- ✓ 问题：他们学会了吗？
- ✓ 何时：患者教育结束后
- ✓ 评价方法：提问、示范
- ✓ 评价内容：知识、技能

C层级：患者回家后的表现
- ✓ 问题：他们使用了吗？
- ✓ 何时：患者出院回家以后
- ✓ 评价方法：记录、观察
- ✓ 评价内容：行为改变

D层级：患者的自我照顾和健康管理
- ✓ 问题：最后效果如何？
- ✓ 何时：患者出院一年以后
- ✓ 评价方法：记录、观察
- ✓ 评价内容：自我照顾质量、健康管理

患者和家属对于改善患者教育有什么建议？他们认为哪个活动是最有帮助的，哪个是最没有帮助的？他们在学习环境中有被支持的感觉吗？他们所关心的问题有被解决吗？他们对护士的教学准备有信心吗？患者教育的内容能够理解吗？

患者教育评价

例如：患者会连续3天在早上7点钟使用无菌装置来注射20单位的胰岛素。
- ✓ 患者在准备注射时能使用无菌装置，但是无法正确计量胰岛素的用量。
- ✓ 患者只有一次正确地使用无菌装置。其他两次则把未上盖的针头放在桌子上弄脏了。

评价患者出院以后的行为通常比较困难,因为医院的照顾不是持续的。对门诊患者的追踪也是困难的,因为患者离院后去了不同的地方,医院不会对每个患者都进行追踪复诊。

医务专业人员必须知道:患者在出院以后行为如何？患者对于自我照顾能够胜任吗？居家环境是否对自我照顾产生障碍？居家生活是否有足够弹性？患者能够独自处理问题吗？如有突发情况,患者或家属的反应正确吗？患者是否依然承担自我照顾的责任呢？

不幸的是,通常直到患者危急情况出现时护士才知道患者的困难,比如患者到了急诊科或再度入院。但一些措施能改善对患者居家表现的评估,比如通过电话、电子邮件、微信、家访等方式进行有效的沟通。

对患者自我照顾和健康维持的评价,应该广泛地观察患者在学习新行为后的自我照顾过程。比如收集患者工作或学习的缺席情况、急性发病情况和日常自我管理等资料,可用来评估患者教育实施的长期价值。

第10章
药师与用药咨询

随着临床药学的逐步发展,自动发药设备已经发挥巨大作用,使得药师在药物调配、药物发放的服务时间也越来越少。药学监护是指负责药物治疗的监护,目的在于实现并提高患者疾病治疗效果和生活质量。药学监护概念的出现,使药师的社会需求变得越来越重要,临床药学专业进一步推动了药学监护的发展。

　　药师参与临床,将使药师直接与患者建立联系,直接参与制定药物治疗方案,这是药师职能的一个根本性转变,意味着药师要承担起对患者治疗全过程用药的监护责任。药师的药学监护与医生的治疗监护、护士的护理监护共同组成了全方位的"患者监护"过程(即药物从采购到使用的全过程管理)。

　　药师工作所包括的职责不仅是制剂和调配,还包括整个药学监护过程中和患者以及其他医务专业人员进行的沟通,与患者进行用药咨询沟通尤为重要。在药学监护的实践中,药师有责任直接对患者提供服务。从以"患者为中心"的角度来讲,药师向患者提供用药咨询有助于提高患者的治疗效果,向患者提供用药咨询以及患者与药师的直接沟通是现在药师工作中的关键部分。

一、患者用药咨询目标

　　患者用药咨询最重要的作用是提高患者的生活质量和为患者提供高质量的药学监护。患者在药物治疗过程中经常会出现所谓的"药物意外事件"(比如不良反应、副作用、药物相互作用和药物使用中的错误等)或不能坚持药物治疗,都会降低患者的生活质量,并且影响了药学监护的质量。药师需要向医生提供专业的药物知识,使医生能够正确地进行药物治疗。药师需要向患者提供有效的用药咨询,使患者得到最好的治疗效果。

有研究表明,50%的门诊患者用药不正确,55%的老年患者都存在不同程度的用药不坚持。尽管不是所有的用药不正确或不坚持都会产生不良后果,但是研究表明,25%的患者的用药方式可能会损害身体健康。不坚持治疗可能导致疾病病程的延长或者严重程度加剧,也可能使得医生诊断错误,从而导致更多的检查和额外的治疗。

患者用药依从性不高,最重要的原因是患者缺乏相关的药物信息。药师通过患者用药咨询可以提供更为有效的信息和提醒。除了患者用药依从性的问题外,患者还可能遇到药物不良反应。患者如果意识到药物不良反应的早期表现,采取及时的检查或者治疗措施,就可能避免药物不良反应所导致的一些问题。

患者用药错误也是临床工作中经常发生的事件。产生用药错误的因素主要有：一种药品有多种规格；一种药品有多个厂家；在药品调剂时出现紧急情况；与患者的沟通障碍；缺少患者教育；药物服用错误；药物分发过程中的失误；药师、患者和医生的知识水平等。这些都可以通过患者用药咨询来进行预防和避免,为患者提供有效的用药咨询(口头和书面)是最重要的预防措施。

药物使用中出现问题不仅增加了患者的风险,而且需要占用患者和医生更多时间和花费患者更多金钱。药师为患者提供用药咨询不但可以减少与药物相关的意外事件,而且还能减少随之带给个人和社会的经济支出,同时提高患者的治疗效果和满意度。

患者经常希望得到一些有关药物治疗的信息,可能由于医生过于繁忙或者时间紧张、不好意思询问等原因造成无法从医生那里得到药物治疗的更多解释。实践表明,有效的医患沟通可以缓解患者紧张的情绪,改善治疗效果和控制疼痛等。但是医生与患者在药物治疗方面的沟通往往存在一定的障碍或者不全面。药师与患者的沟通可以弥补医生与患者之间的沟通不足,从而提高患者的治疗效果。

当患者发现通过有效的沟通、良好的人际关系和与医务专业人员成为合作伙伴可以提高治疗效果,他们将更愿意遵从医疗建议,并且提供医疗信息反馈。

药师对患者提供用药咨询体现了药学监护的价值,提高了临床治疗效果和患者依从性,而且减少了与药物不良反应相关的健康监护的费用支出。

患者用药咨询的好处

- ✓ 减少用药差错
- ✓ 减少不依从性
- ✓ 减少药物不良反应
- ✓ 提高治疗效果
- ✓ 提高药学监护满意度
- ✓ 帮助自我保健
- ✓ 减少个人、政府和社会的治疗费用支出

为了帮助患者,药师需对他们进行疾病和用药的健康教育。患者用药咨询的全面定义应该是:患者用药咨询是药师与患者交流关于他们将要使用的药物的相关问题,目的是药师对患者用药进行教育,来帮助他们从用药中获得最大的益处。患者用药咨询主要包括帮助和教育两个目标。

患者用药咨询的帮助目标 为了帮助患者,药师必须首先与患者建立一种相互信任的关系。药师必须要能够证明他们关心患者,目的是让患者明白药师能提供专业药物信息,同时药师提出的一定是患者感兴趣的内容。

患者究竟需要什么样的帮助呢？咨询的本质是帮助人们有效地处理一个重要的问题或者关注的方面,就患者用药咨询而言,这些问题包括身体健康和药物治疗所遇到的问题。例如,一个患者可能需要知道当他工作和晚上睡觉时,如何安排每隔6小时服用一次抗生素。

患者需要的帮助还包括如何面对疾病和可能带来的生活方式的改变。例如,糖尿病患者和高血压患者可能要求医务专业人员帮助他们进行饮食控制和面对工作习惯与娱乐活动的改变。

就紧急问题的处理而言,患者用药咨询包括使用干预措施来预防问题的发生,并且帮助患者建立自己处理问题的能力。患者通过用药咨询,可以预计可能发生的问题,从而进行预防;或者通过与药师的讨论,将问题的发生率降到最低。药师通过更深入的用药咨询可以了解患者的能力和遵循用药指导的意愿。

比如一个患者准备参加晚会,可能决定暂停治疗高血压的药物,这样他可以享受晚会中酒精饮料带来的美味。如果这种情况可以预测并且与药师讨论,那么患者可以做出更好的决定。药师会指出停药一次的风险,并建议患者采用替代方法,例如,在服用

药物后用矿泉水加柠檬来代替含酒精的饮料。

其他更深层次的问题可能包括对药物不良反应的发现。像便秘或者排尿异常这类不良反应的发生会使患者警觉,使他们停用药物。然而,如果患者提前得到警示,他知道这个症状是药物的不良反应,知道怎样处理(例如对于便秘,使用大便软化药),那么他就可以继续服用该药物。

如果患者被告知可能的药物不良反应,那么这种不良反应就会在早期被发现,患者就能够在更严重的不良反应发生之前告诉医生。另外,对于那些害怕药物不良反应的患者来说,告诉他们这些药物不良反应是罕见的,以及如何在早期发现或者排除这些问题,那么这些患者会更安心,对不可避免的事情也有一定的心理准备和应对措施。

最后,为了促进医生与患者的关系,药师可以提供这方面的教育以及患者想要了解信息。

<h3 style="text-align:center">患者用药咨询的帮助目标</h3>

- ✓ 与患者建立信任关系
- ✓ 关心和关注患者
- ✓ 帮助患者处理和适应用药
- ✓ 帮助患者处理和适应疾病
- ✓ 预防或减少药物的不良反应、副作用
- ✓ 发现患者现在或者将来不坚持用药的问题
- ✓ 帮助患者提高处理用药问题的能力
- ✓ 帮助患者和其他医务专业人员在制定治疗方案方面进行合作

患者用药咨询的教育目标 为了以不同方式达到帮助患者的目的,药师必须设法教育患者。教育患者包括增加患者的知识和技能,使其态度和行为发生变化。通常药师会认为教育患者就是向患者提供一些口头或者书面的信息。然而,仅仅简单地向患者提供信息并不能提高患者对自身疾病和药物治疗的了解程度,或者不能使患者相关的行为和态度发生必要的改变。

药师的教育目标是提供信息来满足每一位患者的特殊需求。通过与患者的交流,药师必须首先确定患者对药物治疗的了解程度,以及患者是否对于药物治疗或者所患疾病存在误解。

比如一位患者认为他的高血压是由精神紧张而导致的,治疗高血压的药物就是缓

解紧张,只有在感到紧张时才需要药物治疗。一旦患者持有这种观点,药师应明白他必须向患者清楚地传递关于高血压疾病的信息、药物治疗的目的以及规律服用药物的重要性。

患者用药咨询的教育目标也包括提供给患者所需要的知识和技能,从而达到最佳的治疗效果。例如,一名患者需要药师指导他如何正确使用喷雾剂或者帮助他想出方法来记住复杂的服药时间。

药师必须以某种有效的方式给特定情形中的特定患者提供信息和指导。例如,一位年轻的患者首次使用喷雾剂时所需的信息和指导,完全不同于一名老年患者第一次使用喷雾剂所需要的信息和指导。在特定环境中对特定患者采取不同的方法是患者用药咨询教育过程中的一个重要方面。

最后,药师也有机会向其他医务专业人员传授一些药物相关知识。例如在护士站或医院提供的培训中对护士进行教育;药师与医生或护士交流时讨论与药物治疗相关的问题等。

患者用药咨询的教育目标

- ✓ 向特定患者就特定问题提供信息
- ✓ 给患者提供药物发挥最好效果的技能和方法
- ✓ 针对特定患者在特定环境下,使用特定的方法提供信息和建议
- ✓ 对其他医务专业人员进行药物相关知识的教育

药师提供患者用药咨询时,可以使用多种资料和资源来进行患者教育。针对不同的患者,药师可以使用各种各样的教育方法,如授课、讨论、书面资料、视频资料、操作演示等。

授课是信息陈述的传统方式。虽然药师经常在一对一情况下采用这种方式,但是授课实际上更适合较大范围的群体,比如社区居民、病友会等,因为较大的群体之间不太可能进行个体之间的讨论。

药师给患者授课不仅能够提升药师个人的专业形象,也能帮助药师树立与患者沟通的信心。药师还可给其他医务专业人员授课,增进与其他专业医务人员的沟通和交流,对提高患者疾病治疗的效果是有好处的。

在授课模式下,学习者或患者是被动的,药师几乎没有机会关注个体患者,更不能针对患者的理解能力给予有效的教育。因此,在向个体患者提供用药咨询时不推荐授

课的方式。

讨论是药师向患者提供用药咨询时最常采用的一种方式。虽然与患者讨论比简单的授课和告知更加耗时，但是它对改善患者对用药的理解和态度更为有效。

然而，患者对于口头信息的理解及记忆也是一个问题。患者如果接收超负荷的信息，他们是很难记住的，因此药师最好是分多次与患者交流。患者忘记或忽视医生口头医嘱的原因很多，可能是因为焦虑，也可能是医生交代的信息量过大而无法记住，还可能是医生使用了很多患者难以理解的医学专业术语。

在讨论中，还可以有患者的家庭成员或者有着相似问题的其他患者加入共同作为学习者。患者家属的加入，有利于他们更好地支持患者，端正患者的用药态度，更正患者的行为。患者与有着相似情况的其他患者展开讨论，也可以改变其用药态度及行为。

药物使用说明书是药师对患者进行教育时经常会使用到的资料。政府都会要求药品制造商提供药物使用说明书。有关药品的书面资料，药师既可单独使用，也可以在进行口头指导时提供。

书面资料可以作为讨论的辅助。在讨论时使用书面资料，比单纯的口头讨论更有效。患者可以将方面资料带回家，在闲暇时阅读，一般在阅读完后才能找出需要药师进一步解释的地方，然后在之后的讨论中与药师进行沟通。

书面资料可以通过多种途径提供给患者，包括处方标签、辅助性标签、信息单、小册子或者袖珍图书，还可以应用药房软件来实现在分发药物的同时将个性化设计过的药物信息打印出来提供给患者。

视频资料使患者学习起来更加容易。虽然视频资料制作成本较高，但是一旦重复利用，其就会成为一种性价比较高的形式，因为它们还可以节约医生和药师的时间。药师在提供用药咨询时，患者更易接受并且能提高患者的满意度。

操作演示应用于展示某些特殊给药技术，比如吸入或注射，是一种很有效的方法。因为这种方法能够将操作程序阐述得很清晰，所以它比单纯的口头指导更容易让人理解。如果患者能有机会来实际操作，他们则能快速掌握技巧。药师通过观察发现患者操作存在错误，然后纠正他们的错误。

由于患者家庭的其他成员常常会影响患者的医疗态度和治疗行为，上述的患者教育方法也可以使患者的家庭成员获益，从而有效帮助患者进行治疗。

二、了解患者需求喜好

通过探讨患者用药咨询目标发现,在对患者帮助和教育的过程中,药师需要确定患者个体健康的特殊需求、愿望和喜好。

刘女士正在吃控制血压的药物,她对药师说:"医生告诉我,我需要吃这个药,但我现在感觉非常好。我的母亲和父亲都活到了90岁高龄,可他们从不需要吃药。我想我并不是真的需要吃这个药。"

朱先生与刘女士服用相同的药物。他问药师:"我知道我的血压非常高,我应该规律地服用这些药物,但是我的工作比较忙,日程安排得紧,经常会忘记什么时候吃药。"

这两位患者有不同的用药咨询目的。药师需要帮助刘女士了解自己的病情,明白为什么要规律服药。药师需要帮助朱先生解决的问题是如何才能记住每天定时服药。

对患者的需求、愿望和喜好,必须相当快地做出判断,有时可能需要在没有其他资料参考的情况下做出判断。药师也必须知道患者的感受和注意事项,与患者建立合作伙伴关系,以便引导其讨论以及确定方案。那些能够理解患者对于疾病和用药的感受的药师往往在提供用药咨询时有更好的思路。

在帮助患者时,药师需要考虑每个人对疾病的不同情绪反应。尽管人们寻求帮助的原因各种各样,但是他们关注的往往是那些比较严重的,或者可能影响他们正常工作和生活的问题,或两者兼而有之。如果药师能够认识和理解这些情绪,他们将能与患者进行良好的互动,更有效地帮助患者。

患者个体可能经历的情绪有沮丧、恐惧、焦虑、愤怒、依赖、内疚、抑郁以及自尊的丧失等。这些情绪可能不同程度地发生在不同的患者身上,甚至可能发生在病情很轻的患者身上,比如痔疮或痤疮的患者。

药师面临的最困难的局面,可能是面对临终患者和他的家属。患者发现他们患有绝症时,否认是常见的第一反应。这是一种自我保护机制,在此期间,即便再次确诊,患者也可能对诊断表示怀疑,或者干脆不理它。患者会去收集病情的相关资料,药师不应试图说服患者接受现实,而是要做好倾听的准备,尝试从患者的角度理解。

当面对绝症时,患者可能变得愤怒,并对所有人发火。他们可能责备、怀疑,并不断抱怨,常常驱赶人们离开,这使他们变得孤独。药师不要把这种愤怒认为是人身攻击,而应耐心地聆听,让患者发泄他的情绪,并尝试从患者的角度体会他的情绪。

由于对疾病和治疗的绝望,即将与亲人分开,丧失与外界的接触等多种原因,绝症患者经常变得抑郁。患者悲伤,并可能沉默或哭泣。药师应注意保护患者的隐私,而且做好倾听的准备,如果患者愿意,鼓励他们分享情感。

有些患者已经接受了他们的情况,他们似乎为死亡做好了准备。他们可能会比较冷漠,但是并不痛苦。他们可能希望和亲人单独相处。药师应尊重患者的隐私,并在患者处理未完成的事务时提供适宜的帮助。

不同病情的患者可能对药物治疗有不同的看法,不同患者群体也可能对咨询有不同的需求和愿望。患者用药可能有各种各样的个人原因。一项对服用抗惊厥药患者的研究显示通常,患者用药最常见的原因是实用,用药能够控制病情发作,患者认为使用药物是生活的一部分;第二个原因是心理的,可以减少担心;第三个原因是希望能过一种无病情发作的"正常生活"。

药师普遍认为,患者主要想了解如何服药以及怎样储存药物等信息。但有研究表明,患者最希望了解的是药物的不良反应和药物之间的相互作用的信息。

患者想要知道正在治疗的疾病的基本信息,以及药物治疗过程中的不良反应、疗程及疗效等方面的专业信息。不同患者在获取信息或治疗方面表现出很大的差异。根据获取信息的方式将患者分为依赖医生、依赖药师、喜欢提问以及不知情(那些几乎不了解任何信息,认为如果相信医生没有必要提问的患者)几类。影响患者提问的因素有:药师是否给患者明确的邀请和鼓励;患者对信息的期待;药师阐明问题的能力;是否真的得到答案。

患者也希望能与药师进行高质量的互动,他们希望药房能有一个舒适且私密的互动区域,并能感觉到自己参与了药物治疗。患者还希望能理解药师提供的信息,能感到药师是真正关心自己的,提高参与用药咨询的信心。

药师还应该考虑疾病和药物对患者生活质量的影响。虽然提供用药咨询时药师没有获得患者生活的详细资料,但通过和患者讨论可以了解一些情况。药师至少能预测疾病和治疗对患者生活质量可能产生的影响,并在选择治疗方案时,帮助患者和医生把这些考虑在内。

药师对患者生活质量的贡献

- ✓ 与患者讨论治疗是否可能干扰他生活的重要方面
- ✓ 向患者解释治疗可以得到的效果以及尚不能达到的效果
- ✓ 为患者提出建议,如何减少治疗给患者生活带来的负面影响
- ✓ 为患者解答有关药物副作用的问题
- ✓ 与医生交流患者的药物不良反应,并向医生提供备选方案
- ✓ 将患者生活方式的特点,如兴趣、爱好和职业病等记入其医疗文书之中

三、患者用药咨询过程

用药咨询过程一般包括:从患者那里得到信息,然后总结并给予一系列的指导,而不仅仅是简单地回答"是"或者"嗯"。用药咨询过程中,药师与患者的互动应该是患者和药师之间信息、情感、信念、价值观和想法的交流,而不是药师主导的过程,让患者有提问和讨论的机会。

药师提供用药咨询的主要目的是对患者进行用药教育,并帮助他们从药物治疗中得到最大的收益。因此,药师提供用药咨询不仅仅是提供信息,还应该提高患者对疾病和药物治疗的认知,提高他们的用药技巧,改变他们的态度和行为。

用药咨询过程应当具有一定的逻辑性。患者用药咨询过程一般可以分为四个阶段:一是开始接待患者;二是收集患者信息;三是提供用药咨询;四是结束谈话。药师如果能将信息进行归纳和分类,患者会更好地理解和记忆。

第一步是开始接待患者。患者都希望能在一种轻松的氛围中进行用药咨询。开放式的谈话就是药师与患者建立信任关系、发展伙伴关系的良好开端,并能使患者对药师产生信任。

如果患者和药师是初次见面,药师应该自我介绍,包括姓名和职称。同时药师要确认患者的身份,以保证是患者本人来取药。如果取药的并不是患者本人,药师要确保信息被可靠地传达给患者。患者尽可能与药师进行面谈,或至少通过电话与药师进行交谈,这样药师就可以确保将所有信息和用药指导都传达给患者,以及患者理解了这些信

息,并能发现患者的担忧和可能存在的问题。

开始接待患者

药师自我介绍：

"您好,我叫张晓,是这家医院的临床药师。"

确认患者身份：

"请问您叫什么名字？这张处方是您本人的吗?"如果取药者是患者家属或其他人员,需要了解他们的关系。"请问您和患者是什么关系？您需要将我们今天讨论的内容告诉患者,可以吗？"

解释咨询目的：

"我希望能够用10分钟左右的时间与您讨论一下药物治疗的情况,这样可以帮助您获得最好的治疗结果。"

第二步是收集患者信息。在这个阶段,药师的目标是收集患者的信息和可能存在的用药问题,以及确定患者对信息的需求。

如果患者是第一次到药房取药,药师需要收集患者的基础信息。包括患者的姓名、地址、年龄、性别和电话号码。另外,还需要记录患者有价值的相关历史信息,如药物过敏史、正在应用的药物和相关治疗等。

如果遇到的是一个新处方,除了了解患者的基本信息和历史用药情况外,还需要收集以下信息：

第一是患者以前是否使用过该药。药师应该首先确定患者以前是否使用过处方中的药物。如果患者以前使用过此药,用药咨询需要按照再次取药的情况处理。

第二是患者对用药作用的理解。药师应询问患者,医生是否已经告诉他为什么要用这个药物。这样药师就可以评估患者对自身状况和用药目的的理解情况,并让患者有机会表达担忧和提出问题。然后药师就可以确定患者是否存在理解错误或是缺少动力而导致不坚持用药。

第三是患者对药物使用方法的了解。药师必须要确定患者是否清楚如何使用药物。药师可以问患者："医生说这个药是怎么用的？按医生说的方法用药是否有困难?"这样药师可以评估患者的信息需求。如果患者说他已经很清楚药物的使用方法,药师就会节约很多时间。

第四是患者潜在的问题。药师需要判断患者是否有潜在的问题,询问患者对用药的看法和他们觉得可能会遇到的困难,可以让药师决定如何进一步调查。

收集患者信息

用药史:

"您最近在使用什么药物吗?以前您有对什么药物过敏吗?在使用药物方面,您有什么问题需要告诉我吗?"

患者现在的知识水平:

了解患者对疾病的认知程度。"您知道您目前患的是什么疾病吗?"

了解患者对药物的认知程度。"医生有告诉您一些药物治疗的信息吗?"或者"医生说这种药用于治疗什么疾病吗?"

患者潜在的问题:

"在药物治疗方面,您有什么问题和担心吗?"

第三步是提供用药咨询。收集完所有信息之后,药师现在需要解决前面已经发现的问题,并制订药学监护计划。制订药学监护计划需要和患者进行沟通。当确定了患者用药中的问题或可能存在的问题,药师应告诉患者要和他讨论一些重要的事情,然后和患者协商按重要性对问题进行顺序。

通常患者最希望药师告知的信息有:药物的一般情况(药物名称、用药目的);如何服用(服药剂量和间隔时间);用药结果(治疗效果、不良反应、副作用);注意事项。

药物名称和用药目的　尽管药物名称出现在药瓶或包装上,但是患者往往会混淆通用名和商品名,应该向患者清楚地告知这两者之间的关系。用最简短的语言描述用药的目的和药物的作用。必要时根据患者疾病情况提供更多细节。

服药方法和间隔时间　将药物包装出示给患者,并阅读说明书中用法和用量的部分。药物的特殊储藏方法也应该告诉患者,比如需要在冰箱保存的药物,即使药物的包装上已经写明了,药师还是需要再强调。

药物副作用和不良反应　在向患者解释药物的不良反应之前,药师应该先说明药物的不良反应是很少见的,而且还要说明不良反应和治疗效果之间的关系。药师在解释药物不良反应时应只涉及症状,而不要说疾病的名称。还有非常重要的一点就是要告诉患者如何处理不良反应,可以采取什么方法减轻不良反应的症状,也可以立即联系医生。

药物使用注意事项 对于特殊的患者人群,一定要强调药物使用的注意事项,比如对于孕妇,要说明药物可能对胎儿有害。这些信息对于不适用的患者可不必提及。

提供用药咨询

药物的名称：

"这种药物叫阿司匹林。"

药物的作用：

"它是镇痛药,用来缓解您背部的疼痛。"

服药方法和间隔时间：

"医生告诉您这种药物怎么用了吗？"如果患者不知道,就告诉他："每天3次,每次2片。最好将药物与牛奶或其他食物一起服用,这样可以避免药物导致的胃部不适。"

药物副作用和不良反应：

"有时候随着治疗效果的出现,也可能会出现一些不良反应。比如刚才我提到的胃部不适,可能出现恶心、呕吐,一般只有3%的可能性,一旦停药就会消失。还可能出现皮疹等过敏的情况,这种发生比例更低,大约1000人服药有2个人会出现这种情况。一旦出现这种情况,请立即与医生联系。"

提供书面信息：

"这是一些药物使用的信息。请您回家后仔细阅读,如果有什么疑问请给我们来电话。"

第四步是结束谈话。在用药咨询的结束部分,一定要让患者有机会思考他获得的信息并提出问题。如果患者表现出困惑,药师一定要让患者复述其中最重要的信息,比如用药方法。药师要向患者说明,他在任何时候都可以提问题,对药物治疗有什么担心都可以和药师进行讨论。

谈话结束前应再次强调咨询内容中最重要的部分,因为一般最后听到的信息都是记忆最清楚的。最后药师应该与患者讨论与制订随访计划。随访可以是给患者打电话,也可以和患者进行面谈,还可以在患者再次取药时进行。

结束谈话

取得反馈:

确定患者理解讨论的内容。"您还有什么问题吗?"

如果咨询较复杂或者怀疑患者未能理解,要求患者向您复述信息。"现在您能告诉我,您将如何服用这些药物吗?"

鼓励患者在出现任何问题时给你打电话。"如果您有任何问题,请随时与我们联系。"

强调重点:

"这个药服用以后可能出现胃部不适,比如恶心、呕吐,请最好与牛奶或者其他食物一起服用。"

复诊和随访:

"您服药3天以后我们电话联系一下,看看是否需要到医院来复诊。"

复诊患者用药咨询的过程与初诊患者用药咨询的过程基本相似,但是在收集患者信息和提供用药咨询的两个阶段各有侧重。患者复诊时提供的信息对于评价药物有效性和监测药物的使用情况非常有用,此时往往可以发现患者用药存在的问题或者一些潜在的问题,特别是不坚持用药和药物副作用的问题。复诊患者再次取药或者正在复诊时,药师需要收集以下信息:

第一是患者用药细节。药师应该了解患者是如何用药的,在用药中是否存在困难使患者改变了用药的方法(比如超剂量或剂量不足)。药师如果在患者的用药记录中发现确实存在不坚持用药的情况,就应该围绕用药频率以及不坚持用药的原因与患者进行讨论。

第二是药物治疗的有效性。药师还应尽可能评价患者的药物治疗是否有效。可以询问患者是否觉得用药对自己有帮助,药物的作用是否和预期的一样等问题。此外,药师还可以从临床的角度询问是否存在一些能显示药物有效性的症状,比如疼痛的缓解。很多患者可能都不能准确地提供这些信息,所以还应用临床医生的数据、检查结果或其他数据来作为补充。

第三是药物副作用的出现。药师应该关注患者用药中出现的任何副作用。了解副作用的持续时间和严重程度等信息也是非常重要的,这样可以使医生和药师决定是否更换药物或是采取其他控制措施。

如果没有发现患者有不坚持用药、副作用或不良反应等问题,一般不需要给予新的信息,药师只要简单地重申以前提供给患者的信息,嘱咐患者用药过程中的注意事项即可。同时鼓励患者继续服药,并强调复诊和进一步随访的必要性。

如果发现患者不坚持用药或者出现药物副作用、不良反应等,应当根据患者的情况采取相应的措施来帮助患者解决问题。

四、帮助患者坚持用药

患者依从性是指患者行为(比如服药、调整饮食或改善生活方式等)与医疗或健康指导一致的程度。不坚持用药是指可能危害患者用药结果的漏服药物或错误服药等。

提供药学监护的药师,应高度关注患者不依从性的后果。药学监护要求发现、解决和预防的药物相关问题中,有三个问题和患者不依从性有关:一是使用了正确的药物,但是剂量不足;二是使用了正确的药物,但是剂量过多;三是未使用处方开具的药物。药学监护要求药师对药物治疗的结果负责,而患者不坚持用药可能导致多种不良后果,包括疾病状态的延长或加重,导致住院治疗,甚至出现极端的情况——死亡。

对于药师而言,了解患者不坚持用药的原因,并且采取措施解决不坚持用药的问题十分重要。

是什么使患者漏服药物?患者是深思熟虑后的决定,还是只是一个错误?弄清楚这一点可能有利于理解以下词汇:依从性、自我管理、坚持性、持久性和一致性。依从性这个词本身暗示着家长式的药物治疗模式:患者必须遵从医生的嘱咐,并且跟随医生所指的方向。

在依从性的概念中还隐含着一个观点,即遵从推荐意见是正确的,是符合患者的最大利益的。这个观点还必须基于如下的假设:所治疗疾病的诊断是正确的,治疗师恰当、有效,并且利大于弊,所开具的治疗方案是易于理解并且可以接受的。然而即使没有严格遵从医嘱,患者也常常可以痊愈,相反,药物治疗并不是总有效,有些"依从"的患者并未康复,甚至有的状态更差了。事实上,当药物发生副作用或者引发不良反应导致不适或危险时,是可以减少或停止用药的,这常被称为"有智慧的不依从"。这些事实都对"依从性"这一概念构成了挑战。

因此,这些问题与其说是患者不依从,不如说是患者的自我管理,或至少是不坚持用药。从以"患者为中心"的角度来看,患者应是他们自身治疗的积极参与者。

不坚持药物治疗的原因包括患者因素、医务专业人员和患者交流的情况以及各种行为因素。另外,有些患者原本希望能坚持用药,但是由于治疗过程中的很多障碍,使得患者难以做到遵照医嘱。

患者因素是不坚持用药最常见的原因。目前已发现每位患者对自身疾病严重性的认识和不坚持用药相关。有的患者可能不认为自己的病情严重到需要注意的程度,甚至拒绝承认自己的健康有问题。这通常发生于精神疾病患者,精神疾患使他们认识不到疾病对自身健康的威胁。如果不服药会立刻出现问题,患者就会更容易坚持服药,比如服用抗惊厥药物的患者比服用降压药物的患者具有更好的依从性。

患者对疗效的认知也是影响坚持用药的因素。患者可能会认为没有药物可以缓解他们的特殊疾病症状,或者误解药物作用的方式,从而认为药物是无作用的。

影响患者依从性的另一个因素是家庭成员和朋友的作用。

医患沟通也对患者用药依从性有较大的影响。如果医疗专业人员将指导信息正确传达给患者,被患者接受、理解和相信,那么患者通常会坚持用药。如果患者得到的用药指导信息非常少,那么他们就不容易坚持用药。许多人认为讨论副作用会使患者感到害怕而导致不坚持用药。尽管害怕副作用会导致不坚持用药,但如果患者得到足够的信息则可以降低不坚持用药率。但不应当用"不依从会导致可怕的后果"恐吓患者服药,因为这可能使患者依从性更差。因此,药师要与患者进行交流,帮助患者对药物治疗做出正确的决定,并且找到将药物治疗融入日常生活的方式。

在药师与患者的互动中,当患者感到药师态度不友好或他们对药师的期望没有得到满足时,不坚持用药率会上升。医务专业人员对患者的关注以及患者参与治疗决策将有助于改善用药的依从性。

患者行为因素也可以影响患者坚持用药。不坚持用药可被认为是行为障碍,因此,行为学习理论可能有助于找到解决患者不坚持用药的方法。

患者的治疗决策和认知能力可能影响他们对药物治疗的依从性。患者制订行动计划,评估计划,并且努力去完成它。患者应用他们的认知技巧和情感体验来解决所面临的药物治疗的相关问题,结果就是坚持或不坚持用药的行为。

患者经验也可能对坚持用药有所影响,规律的用药经验可能提高患者对药物治疗的依从性。

坚持用药所面临的困难也是导致患者不坚持用药的因素。

第一，治疗方案的复杂性和执行处方的困难。治疗方案越复杂，患者依从性可能越差。实践发现，当用药次数增加，患者依从性就会降低：每日1次，患者依从性最好；每日2次和每日3次，患者依从性大致相当，但都要差于每日1次；每日4次，患者依从性最差。这是因为患者可能难以记住每日服药的次数或难以将服药作为每天的日常事务。

第二，长期治疗也会导致患者的不依从性。这可能是由于患者难以记住服药计划。用药坚持性随时间流逝而降低，也和患者对于病情的关注度下降有关。

第三，发生不良反应或副作用也和患者依从性降低相关，因为患者会因此感到不适和担心发生更严重的问题。如果患者没有被告知发生副作用的可能性或没有获得如何缓解不良反应的建议，上述情况就特别容易发生。处方的提示信息可鼓励患者准确地按照处方要求服药。很显然，不能简单地认为发生副作用就会影响患者依从性。一些特殊的副作用所带来的困难，患者不能耐受或处理才会放弃用药。

第四，患者由于文化水平不高、认知能力或语言障碍，不能理解药物使用的原因或不能理解用药方法，可能就不能按照医嘱用药。有精神疾患，如抑郁、焦虑等患者对用药的依从性较低。

第五，如果患者由于残疾或医疗服务不完善，接触不到他们的医生或药师，可能会很难接受定期服药，因此可能根本不服药，或不能规律服药。

第六，患者不服药也有可能是因为身体原因，如无法打开盛药的容器，不能正确使用喷雾剂等。

总之，不坚持用药和多种因素相关，并且这些因素常共同存在。

患者不坚持用药的原因

患者因素：
- ✓ 没有认识到疾病的严重性或不治疗的严重后果
- ✓ 认为治疗无效
- ✓ 家人和朋友的否认观点或缺乏社会支持

交流因素：
- ✓ 医疗管理的程度低
- ✓ 缺乏准确、适当、清楚、充分、具有反馈的用药指令
- ✓ 缺乏权衡疾病风险和药物副作用的信息

- ✓ 医务专业人员未采取策略改变患者的态度和观念
- ✓ 患者与医生交流的满意度低
- ✓ 患者和医务专业人员很少或没有交流
- ✓ 患者认为医疗专业人员不够友好,不关心患者
- ✓ 医疗专业人员不允许患者参与决策

行为因素:
- ✓ 希望检测药物的疗效
- ✓ 对于药物治疗缺乏经验或有负面经验
- ✓ 缺乏疾病相关知识

坚持用药的困难:
- ✓ 复杂的治疗方案
- ✓ 治疗的疗程过长
- ✓ 存在不良反应或副作用
- ✓ 文化程度低,认知能力差或存在语言障碍
- ✓ 因身体或经济原因不能得到治疗

为了鼓励和帮助患者坚持用药,药师应该如何去做?所有患者都应该被看作潜在的不依从者。因此,必须考虑每个患者在某种特定环境中不坚持用药的风险,对各种情况进行分析。

为了建立预防不坚持用药的计划,药师应思考坚持的理由和坚持的困难。在患者用药咨询中,应集中于三个问题:一是和患者沟通;二是给患者提供信息;三是预防不坚持用药的策略。

一是和患者沟通。为了预防患者不坚持用药,必须和患者进行交流。药师在沟通中应关注患者,这样才更容易和患者建立合作伙伴关系。还应进行进一步的沟通,以使药师能够推进药学监护的过程,收集足够的信息以确定预防不坚持用药的方法。

二是给患者提供信息。通过和患者适当沟通,药师能够确定如何更好地预防患者不坚持用药。药师应提供给患者正确、恰当、完整的用药指导,包括药物剂量、服药时间、疗程以及漏服的处理。患者需要知道有关自身状况的信息,以及药物预期的起效方式。同时,也应该让患者知道减轻疼痛和不适所需要的时间。

由于发生副作用或担心发生副作用和不坚持用药相关,所以应告知患者可能发生

的副作用的常见表现。提供有关副作用和不良反应的信息可减轻恐惧,并且使患者在出现问题时进行正确的处理,从而降低患者不依从性。

如果有必要,还应该提供用药技巧相关信息,例如如何记住服药,这样可减少因治疗方案执行困难所导致的不坚持用药行为。

三是预防不坚持用药的策略。不坚持用药是一种行为,要受到观念、经验等多种因素的影响。预防不坚持用药的策略有很多种,主要有:

一是帮助坚持用药的工具。药师可以提供给患者多种辅助工具,比如特殊的盛药容器,在需要服药时可提醒患者;带有计时器和闹钟的药盒;药片提醒包装;盛放一个治疗周期所需药物的即用型包装;日历或用药提醒日程表,可以帮助检查是否已经服药;电话或邮件提醒等。

表10-1 用药提醒卡片

用药提醒卡片							
患者姓名:				月份:			
药物名称及使用说明	周一	周二	周三	周四	周五	周六	周日

备注:1.药师完成药物名称及使用说明填写。 2.患者在服药后在空格处画钩。

二是寻求社会支持。寻求患者配偶、其他家庭成员或社会关系中成员的支持,以鼓励和提醒患者服药。药师应仔细观察患者家庭成员的观点和态度,因为他们可能对患者的治疗抱有不积极的态度,并实际成为患者不坚持用药的原因。药师应尽力获得这些人员的支持,并告诉他们如何帮助患者坚持用药,如提醒患者服药或强调治疗的有效性和必要性。

另一种方法是利用患者支持小组。特别是长期治疗的情况或是要求改变生活方式的情况,支持小组和持续的咨询可以帮助患者自我调节,并且在发生干扰坚持用药事情的时候进行处理。

三是加强对患者用药的监控。患者定期看医生,以及医生和药师对患者的关注可改善患者依从性。此外,电话或当面随访交谈也可使药师有机会同患者讨论用药情况。

四是改变用药方式。药师可以建议医生,改变给药日程或给药形式。给药越频繁或复杂,患者不坚持用药的发生率越高。

五是患者早期参与。患者早期参与也有利于改善其不坚持用药的情况,特别是需要长期治疗,或者患者以前一直是由看护者给药的情况下。在患者出院以前,就开始让他们对自己的用药负责,这为医务专业人员发现患者用药中的困难提供了机会,同时也训练患者安排用药时间,并记住服药。

六是自我监测系统。医务专业人员需要帮助患者根据需要自我监测结果调整用药,例如如何使用血糖仪。自我监测也被成功地用于疼痛治疗,患者可自行根据疼痛的发作频率调整镇痛药的剂量(在一定范围内)。这种方法可以减少药物使用不足或使用过量的情况,使症状得以改善。

附件 A

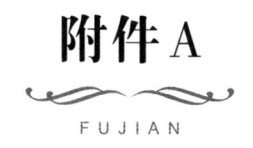

医患沟通关键流程

一、接待患者

1.做好沟通准备

- 营造舒适环境

就诊环境的温度、灯光是否合适？医生和患者的座椅是否舒适？医生和患者之间的位置、姿势是否适合沟通交流？

- 搁置其他工作

医生在接待门诊或住院患者时，放下手中的活，停下心中的事，以一种轻松而专注的状态去接待每一位患者。

- 调整自我状态

医生在接待患者前，应该避免饥饿、睡眠不足，要保证足够的饮水量和定时大小便。在工作时间每半天安排1次3~5分钟的短暂休息和调整，以便有充沛的精力接待下一位患者。

- 熟悉患者资料

医生在与患者进行沟通之前，提前了解和熟悉患者相关资料，这将对疾病的诊断和治疗有很好的帮助。

2.建立融洽氛围

- 人际交往距离

在患者病情允许时，医生与患者最好坐着交谈，彼此座位呈45°~90°比并排坐或者直接面对面坐更有利于沟通交流。

- 简要自我介绍

医生在与患者第一次见面时，应当主动向患者简要介绍自己的姓名、职务、职称、特长、在团队中的角色等信息。

- 询问患者姓名

医生应主动询问患者姓名,并询问患者喜欢的称呼方式。

- 告知沟通性质

医生要主动告知患者医患沟通的性质、内容和大致需要的时间。

3.确定就诊原因

- 采用开放式提问

在医患沟通开始时,医生询问患者一个开放式问题是非常重要。开放式问题在收集广泛的信息,特别是患者主观感受方面特别有用。

- 倾听患者讲述

接待患者的最初阶段,给患者一点时间和空间,让他们有时间弄清楚他们到底希望和医生讨论什么。

- 确定问题清单

患者问题清单包括患者疾病情况和患者主观感受。医生通过采用开放式提问和倾听患者陈述后,医生需要进行筛查和确认来明确患者问题清单。

- 协商会谈议程

当医生确认患者问题清单后,还要与患者协商会谈议程,主要包括沟通内容、优先顺序和时间安排。

二、采集信息

1.患者病史信息

- 一般项目

包括:姓名、性别、年龄、籍贯、出生地、民族、婚姻、住址、电话号码、工作单位、职业、入院日期、记录日期、病史陈述者及可靠程度等。

- 主诉

患者感受最主要的痛苦或者最明显的症状和(或)体征,也就是本次就诊最主要的原因及其持续时间。

- 现病史

患者病史信息中的主体部分,它讲述了患者疾病的全过程,即发生、发展、演变和诊治经过。包括:起病情况与患病时间、主要症状的特点、病因与诱因、伴随症状的特点、诊治经过等。

- 一般情况

包括精神状态、体力状态、饮食情况是否有改变,睡眠情况以及大小便情况等。

2.患者主观感受

• 直接询问想法、担忧、期望

想法是指患者对疾病的原因、影响,以及哪些因素有助于健康的一些观念和想法等。担忧是指对症状意味着什么、疾病的预后和治疗效果的担忧等。期望是指患者希望医生怎样帮助自己,患者本次就诊想要得到的结果。

• 健康状况调查问卷(SF-36)

健康状况调查问卷是询问患者对自己健康状况的了解情况。此项数据记录患者的自我感觉和日常生活情况。

3.患者背景信息

• 既往史

包括患者既往健康状况和过去曾经患过的疾病、外伤手术、预防注射、输血、过敏等,特别是与目前所患疾病有密切关系的信息。

• 系统回顾

系统回顾是最后一遍搜集病史资料,避免问诊过程中患者或医生忽视或遗漏内容,可以在每个系统询问2~4个症状,如果有阳性结果,再全面深入询问该系统的症状,如为阴性,则可过渡到下一个系统。

• 个人史

包括出生地、居住地和居住时间、受教育程度、经济状况和业余爱好等;职业及工作条件;起居与生活习惯、饮食的规律与质量;烟酒嗜好时间与摄入量,以及其他成瘾物质等。

• 婚姻史

包括未婚或已婚、结婚年龄、配偶健康状况、性生活情况、夫妻关系等。

• 月经史与生育史

月经史包括月经初潮的年龄,月经周期和经期天数,经血的量和颜色,经期症状,有无痛经与白带,末次月经日期,闭经日期,绝经年龄等。生育史包括妊娠与生育次数,人工或自然流产次数,有无死产、手术产、围产期感染、计划生育、避孕措施等。对男性患者应询问是否患过影响生育的疾病。

• 家族史

包括患者直系亲属如父母和子女等的健康和患病情况,特别应询问他们是否有与患者同样的疾病,有无与遗传相关的疾病。对已经死亡的直系亲属要询问死因及年龄。

三、体格检查与辅助检查

1.体格检查

• 一般检查

包括性别、年龄、生命体征(体温、脉搏、呼吸、血压,必要时包括疼痛)、发育与体型、营养状态、意识状态、面容表情、体位姿势、步态、皮肤和淋巴结等。

• 头部检查

包括头发和头皮、头颅、颜面及其器官(眼、耳、鼻、口)。

• 颈部检查

包括颈部外形与分区、颈部姿势与运动、颈部皮肤与包块、颈部血管、甲状腺、气管等。

• 胸部检查

包括胸壁、胸廓、乳房、肺、胸膜、心脏等。

• 腹部检查

视诊包括腹部外形、呼吸活动、腹壁静脉、胃肠型和蠕动波以及腹部其他情况,触诊包括腹壁紧张度、压痛及反跳痛、脏器触诊(肝脏、脾脏、胆囊、肾脏、膀胱、胰腺)、腹部包块、液波震颤、振水音等,叩诊包括腹部叩诊音、肝脏及胆囊叩诊、胃泡鼓音区及脾脏叩诊、移动性浊音、肋脊角叩击痛、膀胱叩诊等,听诊包括肠鸣音、血管杂音、摩擦音、搔刮试验等。

• 生殖器、肛门、直肠检查

男性生殖器检查包括阴茎、阴囊、前列腺、精囊,女性生殖器检查包括外生殖器、内生殖器。

• 脊柱与四肢检查

脊柱检查包括脊柱弯曲度、脊柱活动度、脊柱压痛与叩击痛、脊柱检查特殊试验,四肢检查包括上肢、下肢。

• 神经系统检查

包括脑神经检查、运动功能检查、感觉功能检查、神经反射检查、自主神经功能检查。

2.辅助检查

• 解释辅助检查的原因

• 辅助检查的注意事项

• 辅助检查的流程安排

四、病情告知与治疗方案

1. 病情告知

- 了解患者所知所想

医生要评估患者目前对疾病相关知识掌握的情况,同时了解患者还需要知道哪些与疾病相关的知识。

- 医生提供正确信息

医生在对患者进行病情告知的过程中,正确类型和数量的信息是非常重要的。医生给患者提供正确信息,使用通俗易懂的日常用语,尽量避免医学专业术语的使用。

- 帮助患者准确记忆和理解

将告知患者的信息进行分类;重要信息进行明确的标注;将告知患者的信息进行模块化;重复告知最重要的信息。

- 如何告知坏消息

充分的事前准备;预告不良征兆;传递病情信息;表达同理心;寻求必要的支持;给予患者希望。

2. 治疗方案

- 弄清患者初步想法

当医生将病情告知患者后,要积极鼓励患者提出他们对治疗方案的意见和建议。

- 提供备选治疗方案

医生可以根据循证医学、国内外的临床报道、医院的设备和技术条件、自己擅长的专业等方面因素向患者推荐所患疾病可采用的治疗方案。

- 医生推荐治疗方案

医生与患者深入地探讨各种备选治疗方案,并提供每一种治疗方案的好处和风险信息,最后医生应当向患者表达,根据自己的临床经验和结合患者的病情推荐一种比较适合的治疗方案。

- 征询患者优先选择

医生在与患者讨论治疗方案时,要用一种真正客观的方式解释治疗方案的好处和风险,以便患者能够理解他们的决策。

- 医患协商最终方案

医生与患者及其家属进行充分的协商,达成共识,确定最终治疗方案。

五、结束就诊

1.总结诊疗方案

• 疾病诊断

由于患者的文化层次和社会背景等因素,以及患者对疾病诊断的关注程度的不同,医生在总结时应当区别对待。

• 治疗方案

治疗方案很多时候都需要患者的参与和配合,医生应该根据治疗方案的具体情况,重点向患者总结需要特别注意的事项。

• 个性需求

每位患者对疾病的认知和对治疗方案的需求都不完全一致,医生应当根据患者的特殊需求进行个性化的总结。

• 患者疑问

医生在总结诊疗方案后,最后给患者提出问题的机会,解答患者的疑问和困惑。

2.确认患者意见

• 患者正确记住和理解

医生应当给予及时的肯定和鼓励,让患者对疾病的治愈产生信心。

• 患者理解错误

医生应当进行及时的纠正,并且再次进行确认。

• 患者遗漏内容

医生可以采取其他方法进行弥补,如门诊病历本或者出院记录的文字资料。

3.意外情况处理

• 自救措施

在意外情况发生后,患者意识处于清醒状态,有能力进行自我解救。

• 他救方案

在意外情况发生后,患者意识丧失或没有能力进行自我解救,需要他人的帮助。

4.约定联系事宜

• 联络时间

与患者约定下次随访复诊时间。

• 联络方式

与患者约定特殊情况下的联络方式。

附件 B

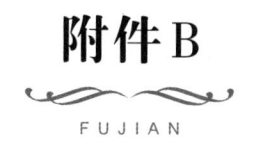

标准化病人

一、什么是标准化病人?

标准化病人(SP)是模拟病人的一种,是指经过标准化、系统化培训后,能够准确、逼真、可重复地再现出案例所要求的疾病特征、心理社会特征和情感反应,能够参与完成病史采集、体格检查、医患沟通、人文关怀等临床能力教学和考核的工作人员。主要运用于医学生的临床教学和考核评估两个方面。由于我国大部分临床医务人员没有经过系统、规范的医患沟通训练,标准化病人同样适合于临床医务人员的培训和考核。

标准化病人的概念包含两个重要词汇,一个是"标准化",一个是"病人"。"病人"代表着标准化病人需要表演一位真实病人应该具有的各种症状,疾病引起的情绪,甚至是部分表现出疾病的体征。"标准化"代表着标准化病人表演中的语言和行为应该具有规范性,是标准化的。标准化病人在面对不同的医学生时,表现出与模拟的特定疾病相符并且基本一致的语言和行为。

标准化病人的主要用途是应用于医患沟通的教学和考核中,标准化病人的教学和考核价值具有不可替代的作用。应用标准化病人最突出的优势就是,标准化病人能够将医学生带入相应的临床情境,从而促进和直观展现医学生对相关疾病知识的认知和理解,以及对临床专业技能和医患沟通技巧的掌握。

标准化病人的特点体现在表演的发挥和标准的平衡中。标准化病人应该根据写好的表演剧本(即标准化案例)进行表演,这些标准化案例资料对病例有着具体的描述,因此标准化病人可以在框架内根据要求医学生对提问进行即兴回答。

一名出色的标准化病人可以承担三重角色—表演者、评价者和指导者。

表0-1　标准化病人承担的角色与特点

角色	特点
表演者	・类似演员 ・扮演病人或病人家属 ・是标准化病人最基本的作用
评价者	・类似于裁判或考官 ・依据一定的评分标准进行评价 ・在部分教学和考试中可发挥此作用
指导者	・类似于教师 ・依据一定的评分标准，结合作为病人时的亲身感受，提供反馈和指导 ・在教学中使用，考试中一般不进行反馈和指导

二、标准化病人的起源与发展

标准化病人概念的出现已经很难从文献或者记载中明确，但是首次将标准化病人用于医学生的问诊过程的是1963年美国南加州大学医学院的Howand S. Barrows博士。1972年，美国亚利桑那大学的Paula Stillman将正常人用于医学生的体格检查。1975年，英国邓迪大学的Ronald Harden博士创立了客观结构化临床考试，把标准化病人用于评价医学生的临床技能，推动标准化病人在最初创立阶段的被认可和使用。

随着标准化病人在医学教育和评价中的优势逐步突显，世界各国医学院校逐步开始尝试运用标准化病人，如加拿大于1992年，美国于2004年，韩国于2009年，极大地推动了标准化病人的迅速发展。1991年，我国从美国引入标准化病人技术，经过30多年的发展，已经被各个医学院校普遍接受。我国台湾地区于2011年，将标准化病人引入执业医师资格考试之中。

1990年，华西医科大学（现四川大学华西临床医学院）、浙江医科大学（现浙江大学医学院）、九江医学专科学校（现九江学院医学部）共同向美国中华医学基金会（CMB）提出帮助学校改进临床教学和对医学生临床表现的评价，资助3校进行临床技能教学与评估项目。1991年美国中华医学基金会派人对3所医学院校的临床医学专业进行实地考察，重点考察了人才培养方案、问诊及体格检查的教学与考核，就教学和评价提出了建议。通过观察发现，临床教学存在16个方面的问题，例如区分医患沟通交流技能的课程，所教授的诊断技能与医学生在临床上所面临的问题有出入等。随后3所院校同意共同引进美国标准化病人技术，用于临床基本技能的教学和考核。

1992年2月，3所医学院校派6位教师到美国马萨诸塞州大学考察和学习标准化病人技术,他们学习和掌握了标准化病人培训要点,并编写了相关培训材料和拍摄了教学录像片。回国后,华西医科大学培训了我国第一批标准化病人,并于1992年9月至1993年6月将39名标准化病人应用于诊断学问诊、正常体格检查的教学和评价。这是我国标准化病人的第一次出现。

近年来,随着医学教育改革的深入,越来越多的医学院校在临床教学中开始采用标准化病人模式。与传统的教学方法相比,采用标准化病人在减少医患矛盾、提高教学质量、保证考核公正性等方面具有诸多优势。

经过30多年的发展,我国已有近百家医学院校不同程度地开展标准化病人的应用和研究。但是,由于开展标准化病人应用需要有相应的师资及经费的投入,各区域标准化病人应用的规模和程度,受到医学院校自身资源的限制。许多医学院校因为费用的问题,往往采取简单的培训,或者通过学生模拟标准化病人、教师模拟标准化病人的方式进行替代。因此,标准化病人模式难以发挥其应有的效果。

从目前我国标准化病人发展来看,不同医学院校在标准化病人的应用实践中,在应用理念、管理模式等方面表现出较大的差异,标准化病人培训也是各有侧重,尚未出现标准化病人联合培养、跨院校共用模式范例,由此导致医学院校在标准化病人培训、管理和使用上难以尽善尽美。

三、标准化病人的基本条件

标准化病人就像所有的公益服务志愿者一样,并没有很高的专业水平要求,更重要的是抱有一颗愿意为医学教育事业奉献的诚挚之心,充分认同标准化病人对教学和考核的深远意义。

首先,认同标准化病人的职业价值。标准化病人付出的时间和精力与所获得的补助或福利等物质回报是不等价的。标准化病人更多获得的是医学院校的学生和教师的尊重和感激,是为人类健康贡献价值的成就感。

其次,身体健康状态良好。标准化病人需要模仿病人的基本症状和特征,但标准化病人并非真正的病人,一般不由患有重大疾病的真实病人担任。鉴于标准化病人所要承担的教学和考核任务需要耗费一定的精力和体力,所以标准化病人具有健康的体魄是最基本的条件。

最后,遵守法律法规。遵纪守法是每个公民应尽的义务,遵守工作纪律和管理规章是最基本的职业道德。如果标准化病人参与医学考试,特别是高级别、高水平考试,例如国家执业医师资格考试,还需要严格遵守考试纪律。

四、标准化病人的基本能力

标准化病人虽然不需要专业的医学知识，但是需要模拟特定病例的症状、体征和情绪反应，所以还是需要具备一些基本的能力，特别是需要模拟多种病例的标准化病人。

第一，表演能力。标准化病人要能够真实地表现特定疾病病人的真实反应，包括症状、体征、神态、动作、表情、语言等，运用表演技巧来逼真地塑造案例。

第二，学习能力。标准化病人要具备一定的学习能力，能理解、掌握标准化病人培训师的授课内容，掌握医学基础知识、表演基本技巧、反馈原则和评分标准等。

第三，记忆能力。标准化病人能够在短时间内记住表演剧本(特定案例)中的细节和表演要求。与学生或考生互动结束后能够回忆起言行细节，包括语言、态度和行为等，能够准确激励学生或考生的表现。

第四，观察和应变能力。标准化病人能够在表演过程中冷静地观察学生或考生，不动声色地按照考核标准进行评分。能够在不背离表演剧本(特定案例)框架下，随机应变，做出合理的应答和反应。

五、标准化病人的医学基础知识

标准化病人并不需要具备很多的医学知识，因为表演剧本(特定案例)本身会提供一定的医学知识，而根据表演剧本(特定案例)有针对性地强化医学知识更有效率。标准化病人需要理解医生可能做出的反应以及整个诊疗过程的基本框架结构，以便能够更好地呈现案例，更好地保持重复表演的一致性。

医生与病人沟通的时候，经常依照两条线索进行。一条是为了诊断疾病而进行的，往往依照基本问诊的结构来进行，这也是我们平时接触的问诊模式，即医生问、病人答。而另一条线索，则是依照对病人的观察进行医患关系的建立。医生会通过谈话安慰、表达同理心以及鼓励来让病人说出自己的困惑。这条线索更多地依赖于病人自己的讲述和医生的引导。

真实病人在叙述疾病的过程中，一定是使用口语来表达病痛，同时也希望医生不要说那些晦涩难懂的医学专业名词。标准化病人一方面要清楚自己的角色能够用哪些词语来描述身体的不适，另一方面也要能识别出医生所用的医学专业术语，并表示出不理解。

六、标准化病人表演的基本技巧

标准化病人的主要工作就是扮演教学或者考核时所需要的那个"病人"，因此理解表演的整个过程就很有必要,这也需要标准化病人本身具备一定的表演知识。虽然表演的过程更多是行为呈现,但是对一些基本术语、概念和演绎的理解,还是需要在表演的前期准备阶段完成。

标准化病人需要掌握语言、动作、表情、交流等方面的表演基本技巧。语言技巧包括台词、语音、语调和语气。台词是标准化病人展示案例角色,与学生进行沟通交流的最基本手段。标准化病人表演时需要尽可能地贴近生活,修饰过的语言往往不能让学生产生面对真实病人的感觉。

标准化病人在表演中主要还是通过肢体动作来表现病人的患病状态和情绪,所表演的是具有目的性的行为,因受环境限制,会更注重于某种疾病特殊的症状、情绪和行为。

表情像语言一样也是人们交流的形式。标准化病人需要通过正确运用表情来给予学生恰当的情绪信息,从而考查学生对于病人的同理心以及沟通技巧。

标准化病人在呈现病人角色的时候,所起的作用不仅仅是病史的承载者,更是病史信息的提供者。就像真实临床工作中的医生问诊,医生不只是对病人的疾病做出判断,更要运用正确的问诊技巧,对病人的情绪做出反应和处理。因此,标准化病人往往需要了解沟通交流的概念,能够在心理层面进行深层次的表演。

标准化病人参与的医患互动过程,只有标准化病人知道具体情节,即案例的"故事"主线,因此双方的行为发生、情绪体验都是即兴的。

七、标准化病人案例的基本内容

标准化病人案例一般包括四个基本组成部分,按编写顺序依次为:病历摘要、表演剧本、提供给学生的信息、评分表及评分标准。

病历摘要即病人完整的病情介绍,包括病史、体格检查和必要的辅助检查情况,但是后两者并非绝对必需,可根据教学和考核的需求而定。

其中病史部分可通过两种格式进行表述。一种采用的是专业格式,着重于"病",采取医学专业术语进行描述,主要供培训师使用,使其能准确了解角色的疾病情况,以便在培训标准化病人时准确地给予其专业方面的指导。另一种采用的是情境格式,着重于"人",以病人的口吻,用第一人称进行描述,包括生动而丰富的细节,主要供标准化病人使用,便于其把握整体情况,充分理解病人的角色,在表演时进入角色,真实呈现。

表演剧本一般是在病历摘要的病史部分的基础上改写,采用医患对话的形式,对标准化病人所扮演角色在就诊时与医生的交谈情况进行描述。除了人物之间的对白,还可以根据教学和考核目标的需要对标准化病人呈现角色时的话语特点、语气、表情、情绪等进行说明。通过熟记台词对白,标准化病人可以更加流畅地表达。通过模仿病人的神态、语气,可以更加逼真地表演。

在标准化病人案例内容中,病历摘要和表演剧本主要用于培训标准化病人。除此之外,在教学和考核过程中,还需要有提供给内容学生的信息。

提供给学生的信息一般分为两类:第一类是在学生接触标准化病人之前提供的,包括就诊地点、一般信息(姓名、性别、年龄、职业等)、就诊原因(主要症状)、生命体征、任务说明,使学生在接触标准化病人前对基本情况有所了解和思考。第二类则是病人的重要查体结果(主要是标准化病人无法模拟出来的一部分阳性体征,如肺部湿啰音、心脏杂音、器官肿大等)和必要的辅助检查结果,一般在学生接触标准化病人之后提供,用于辅助诊断、鉴别诊断和制定治疗方案等。第二类信息并非每个案例都需要,可以根据教学和考核的目标而定。

根据教学和考核目标设定评分表及评分标准,用于评价学生的实际表现,包括病史采集、体格检查、疾病诊断和鉴别诊断等临床实践能力。评分表一般同时包括客观评分表和主观评分表,以便于全面评价。评分标准针对的是主观评分表,对评价条目中不同评价等级所对应的表现进行说明,以确保评价的相对一致性。

参考文献

1.乔纳森·西尔弗曼,苏珊·库尔茨,朱丽叶·德雷铂.医患沟通技巧(第2版)[M].杨雪松等,译.北京:化学工业出版社,2009.

2.赵爱平,袁晓玲.护患沟通指导[M].北京:科学出版社,2011.

3.王锦帆.医患沟通学[M].北京:人民卫生出版社,2006.

4.王锦帆,尹梅.医患沟通[M].北京:人民卫生出版社,2013.

5.Lisa Kennedy Sheldon.护理沟通技巧(第2版)[M].仰曙芬,王治英,主译.北京:人民卫生出版社,2011.

6.高也陶.临床交流学概论[M].2版.北京:中央编译出版社,2010.

7.玛丽莲·阿特金森,蕾·切尔斯.被赋能的高效对话:教练对话流程实操[M].杨兰,译.北京:华夏出版社,2019.

8.皮特·沃舍.临床医患沟通艺术[M].王岳,主译.北京:北京大学医学出版社,2016.

9.Melanie J. Rantucci.药剂师与患者沟通指南[M].2版.段京莉,主译.北京:人民军医出版社,2012.

10.托马斯·爱德华,托马斯·戈登.顶好医生[M].宋鸿立,译.北京:知识产权出版社,2002.

11.田向阳,马辛.医患同心——医患沟通手册[M].北京:人民卫生出版社,2014.

12.孙增坤.召回医学之魂——何裕民教授医学人文杂谈[M].上海:上海科技出版社,2014.

13.加尔文·周,劳拉·库利.沟通处方:医患、团队、跨等级多维沟通力[M].王岳,主译.北京:科学技术文献出版社,2019.

14.黄一沁.标准化病人手册[M].北京:人民卫生出版社,2019.